Digiera Esto Ahora!

Liz Cruz, M.D.

Autora de el libro más vendido "Answering the Call" Y
Tina Nunziato, Consultora Nutricional Holística

Digest This Now! por Liz Cruz, M.D. & Tina Nunziato, C.H.N.C

Publicado por www.drlizcruz.com
4110 N. 108th Avenue, Ste. 105
Phoenix, AZ 85037

Diseño de la portada fue creada por Justin Gonzalez.

Este libro no pretende ofrecer asesoramiento de un médico o para tomar el lugar de asesoramiento médico y tratamiento de su médico personal. Se aconseja a los lectores consultar a sus propios médicos u otros profesionales de la salud calificados con respecto al tratamiento de sus problemas médicos.

Ni el editor ni los autores asumen cualquier responsabilidad por las posibles consecuencias de cualquier tratamiento, acción o aplicación de la medicina, suplemento, o en la preparación para cualquier persona que lee o está siguiendo la información de este libro. Si los lectores están tomando medicamentos con receta médica, deberían consultar con sus médicos y no dejar de tomar medicamentos o empezar de tomar suplementos sin la supervisión de un médico.

Número de libro estándar internacional: 978-0-9916138-5-4 (paperback)

Impreso en los Estados Unidos.

Índice

Menciones 7

Epílogo 9

Nuestra historia 13

¿Para quién es este libro? 17

Resultado de nuestras enseñanzas 19

Cómo este libro le beneficie a usted 21

Estructura y función del cuerpo 22

El proceso de la digestión 24

Órganos de eliminación 28

Por qué los problemas digestivos no son su culpa 32

El problema con la atención sanitaria y farmacéutica 34

El problema con la industria de la alimentación 38

Toxicidad = acidez, acidez = problemas de salud 42

La guerra contra los alimentos desvitalizados 48

¿Estrés? ¿Qué es el estrés? No tengo estrés 51

Descansar fácil no es fácil para la mayoría 54

La importancia del movimiento 55

La solución #1 de problemas digestivos 57

Un plan para la vida de salud digestiva 58

El conocimiento 59

El apoyo y la orientación 65

Por qué el invertir en su salud es tan importante 66

Pero Dra. Cruz... ¿y si? 67

Mi recomendación para usted 69

Liz Cruz M.D. 72

Tina Nunziato, C.H.N.C. 74

Recursos 76

Este libro está dedicado a ustedes, porque sin ustedes,
¡no habría ninguna razón de hacerlo! Estamos muy
entusiasmadas de traer esta increíble información a sus
manos. Había tantas veces que Tina y yo queríamos enterrar
esta información y dejarla, pero ustedes: nuestros pacientes,
clientes, amigos y familiares nos mantuvieron alentandas a
empujar. Muchas gracias!

Menciones

Nos gustaría dar las gracias a nuestras madres Sra. Elizabeth Cruz y Karen Nunziato que en repetidas ocasiones se hicieron a cargo de nuestros hijos mientras escribimos este libro.

También nos gustaría dar las gracias a todos nuestros amigos y colaboradores que nos ayudaron a editar este libro -especialmente a Phil Tompkins, nuestro gurú personal de desarrollo, por gastar tanto tiempo en llegar ayudarnos a llegar al fondo.

Muchas gracias a todos los que nos ayudaron a traducir el libro de Inglés a Español - Yuridia Aldaco, Shelby Webb, Iris García y Justin González.

UN especial saludo a nuestra niña Natalie Goebig por ayudarnos a diseñar una increíble cobertura para el libro además de diseñar el nuevo look de DrLizCruz. com y el "DNA de Salud Digestiva" - es una increíble diseñadora gráfica y amiga.

Por último, nos gustaría dar gracias a Dios por seguirnos guiando y recordarnos lo importante que es contar con Él para todo.

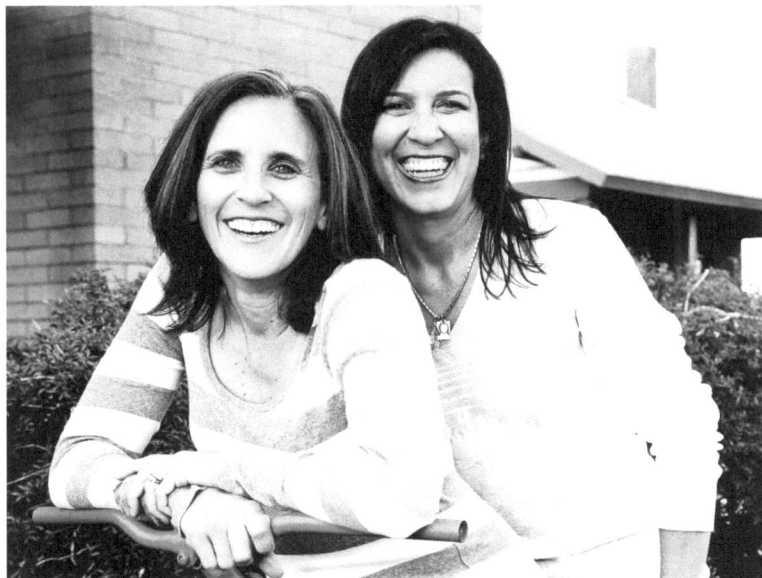

Epílogo

Yo cuento como una bendición el haber tenido el privilegio de ir a la escuela de medicina en los Estados Unidos. Conseguí mi M. D. en 1993 y pensé que había llegado a la cima de mi carrera. Tanto tiempo y energía invertidos en llegar a ese punto. Después tuve el internado, residencia y finalmente el enfoque en gastroenterologia. En el camino, tuve muchos interesantes paseos y excursiones, como estar en Guam en la Marina en donde me dieron a la práctica como Médica internista en el Hospital Naval. De allí me fui a formación para convertirme en una gastroenteróloga.

Una vez más, quiero dejar en claro que estoy tan agradecida por el honor de convertirme en médica, estoy tan agradecida a todos los profesores y tutores que he tenido en el camino. Digo esto, porque lo que voy a decir que mi intención no es de ningún modo, golpear u ofender a quienes me han enseñado o instruido. De hecho, yo ni siquiera estaría aquí si no fuera por todos estos maravillosos maestros/mentores que he tenido. Pero, la realidad es que, después de diez años de la formación de profesionales de la salud, realmente nadie nos enseñó nada sobre el papel que desempeña la nutrición en nuestra salud digestiva.

Durante años, he visto miles de pacientes que vienen con una variedad de diferentes problemas gastrointestinales. Puedo realizar colonoscopias, endoscopias superiores, laboratorios, ultrasonidos, tomografía axial computarizada, resonancia magnética, algunas veces repitiendo algunos de estos examenes, recetar medicamentos y todavía muchos pacientes siguen con síntomas. Ahora, soy consciente de que existe la cuestión de cumplimiento por parte del paciente (es decir los pacientes realmente hacen lo que les pido que hagan), pero supongamos por ahora que los pacientes hayan cumplido totalmente con mis recomendaciones. ¿Por qué entonces regresan con los síntomas?

Hace varios años, verdaderamente empecé a pensar en el papel de la nutrición. Cuando preguntaba a mis pacientes que era lo que ellos comían y bebían, notaba sus de maneras defensivas cuando contestaban que llevaban una buena dieta y eso no era el problema. Pero cuando les preguntaba mas a fondo, era evidente que tal vez tenían una buena dieta pero no necesariamente la más saludable.

Por desgracia, ha sido muy difícil, debido a las limitaciones de tiempo en cada cita, poder tener una buena discusión acerca de la nutrición en la oficina. Debido a recortes en las compañías de seguros de salud y bajo reembolso, nos hemos visto obligados a ver más pacientes en cualquier día de la semana, para poder sobrevivir como negocio. Es lo suficientemente duro hacer frente a los actuales síntomas y hacer un plan de tratamiento en la pequeña cantidad de tiempo en la oficina, y añadir asesoramiento nutricional es demasiado. Simplemente no es posible.

El hecho es que la Dieta Americana Estándar (SAD) ha envenenado nuestros cuerpos. Los alimentos que comemos enferman nuestros cuerpos. Los alimentos que comemos hacen que nuestro cuerpo suba en grasa. Los alimentos que hemos crecido comiendo aquí en América del Norte no da la nutrición necesaria. La comida está tan desvitalizada que no puede alimentar nuestras células. El cuerpo solo puede aguantar tanto tiempo antes de que comience a deteriorarse. ¿Por qué es que hay tanto cáncer, enfermedades del corazón, derrames cerebrales, diabetes, hígado graso, obesidad, entre otras enfermedades en nuestro país? ¿Cómo es que estas enfermedades se han incrementado en las últimas decadas, en lugar de disminuir con nuestro constante progreso tecnologíco en medicina y farmacéutica?

Yo sinceramente creo que aunque nos hemos vuelto más médicamente avanzados y en la actualidad disponemos de los más increíble medicamentos para tratar casi cualquier cosa, creemos que podemos comer o hacer cualquier cosa que queramos y todo lo que tenemos que hacer es tomar una píldora para resolver todos nuestros problemas. Para poder mantenerse a la altura de nuestra vida rápida, la industría alimentaria ha creado productos alimenticios envasados para comer a cualquier hora y que si es necesario, se podrían quedar en estantes indefinidamente con todos los conservantes y productos químicos que contienen. Tenemos un restaurante de comida rápida en cada esquina para ayudarnos a hacer nuestra vida más fácil. Si eso no fue suficiente, solo para darnos ese impulso adicional, por la mañana podemos recoger un café lleno de azúcar o azúcar artificial. Ahora comemos para una mayor comodidad en lugar de comer para un fin y como resultado, nuestra salud y especialmente nuestra salud digestiva, sufre.

Veo a jóvenes en sus 20's y 30's que ya han sido diagnosticados con el síndrome de intestino irritable, fibromialgia, síndrome de fatiga crónica y el cáncer. Hago colonoscopias en los jóvenes en los cuales he encontrado pólipos precancerosos. Si se hubieran esperado hasta la edad de 50 para tener su primera colonoscopia preventiva, hay una buena posibilidad de que los pólipos precancerosos se convirtieran en cáncer de colon. Esto es lo que ha ocurrido con nuestro ritmo rápido y apresurado de tecnología avanzada. Estamos muy avanzados en tantos ámbitos que descuidamos las cosas que son más importantes, y esto es lo que me pone triste.

Sentí que era necesario encontrar otra respuesta. Los medicamentos que receté deberían haber ayudado a mis pacientes, pero no siempre fue así. Comencé a hacer mis propias investigaciones. ¡Necesitaba hacer algo! Mis pacientes necesitaban una respuesta diferente, algo que realmente funcionaba. He leído un montón de libros, hablado con muchos expertos de la industria y finalmente aterrize en lo que creo que es la respuesta. Y después de ponerlo a prueba en mí, mi familia y paciente tras paciente parece que funciona bien.

La respuesta no es una dieta de modo lujoso; no habrá píldoras ni injecciones, tampoco involucra contar calorías. Si usted quiere sentirse mejor e eliminar sus problemas digestivos, tener nuevamente energía y posiblemente perder de peso, le tengo una respuesta muy sencilla. No es una dieta sino un estilo de vida que cualquiera puede comenzar inmediatamente. Espero que el contenido de este libro le inspire y tome acción. Espero que le motive a pensar dos veces que es lo que pone en su boca al comer. Espero que pueda ya pintarle una fotografía de su salud digestiva que puede motivarle a cambiar su vida para siempre.

Nuestra historia

"Doctora no puedo digerir bien", esto es algo que día tras día escucho como gastroenteróloga. Yo he practicado Gastroenterología durante más de una década y parece que estoy cada vez más ocupada cada año que pasa. Desde el momento en que comencé a practicar medicina he tenido un deseo muy fuerte de pasar tiempo con mis pacientes, escucharlos, examinarlos, y realmente llegar a la raíz de sus problemas. En el 2007, cuando comencé mi propia oficina médica, me di cuenta de que mi panel de pacientes estaba cambiando. Comencé a ver mucha más gente joven en sus 20's y 30's con los mismos síntomas digestivos que por lo general se ven en pacientes de 50 y 60 años de edad (incluyendo la aparición de pólipos precancerosos). Yo estaba haciendo colonoscopias y endoscopias superiores en pacientes de todas las edades, solo para encontrar nada médicamente mal con los pacientes, lo cual hizo el tratamiento de los pacientes un poco difícil. Ya estaba diciéndoles a más y más pacientes que tendrían que tomar los medicamentos de prescripción recetados indefinidamente. Esto no cuadra bien con la mayoría, especialmente los pacientes más jóvenes.

Mi personal le dirá que yo soy el tipo de médica que de verdad se preocupa por el bienestar de mis pacientes. Cuando no se encuentra respuesta, la Dra. Cruz la encontrará. Pero tengo que admitir que lo que estaba ocurriendo con los pacientes en mi práctica me dejaba pensando una y otra vez. Un día me puse a platicar con la gerente de mi oficina, Tina Nunziato, que es también mi compañera de vida. Le pregunté qué podríamos hacer para estos pacientes que tienen síntomas digestivos sin causa conocida. Su respuesta fue, "no lo sé, pero vamos a encontrar la respuesta." Esto nos llevó en un viaje de tres años bastante interesante y descubrimos algunos hechos acerca de tres industrias claves - alimentos, asistencia de salud y farmacéutica. Después de leer un montón de libros, asistir a seminarios, y hablar con expertos de la industria, me di cuenta muy rápidamente lo poco que mis estudios de medicina en realidad me enseñaron acerca de la nutrición y la digestión.

Por favor sepan que para mí es un honor y un privilegio el haber asistido a la escuela de medicina, pero sabiendo lo que sé ahora se, me siento triste que nuestras facultades de medicina están tan centradas en enseñarnos a encontrar los síntomas y tratar con medicina o cirugía en lugar de tratar de llegar a la raíz de la causa. En promedio mis pacientes toman 12 - 15 medicamentos, y pensamos que esta es la manera cómo la medicina debe ser. Lamentablemente no estamos sanando a los pacientes de esta manera, sino que estamos poniendo un curita en problemas muy simples. Además, el tratamiento de los pacientes con esta metodología, está causando grandes problemas y aún más síntomas. La mayoría de mis pacientes no pueden ni siquiera recordar lo que es sentirse bien. La pregunta es, ¿cuándo terminará? ¿Cuando se darán cuenta los pacientes que ya es suficiente, y querer volver a sentirse mejor? Tina y yo sentimos que es nuestra misión enseñar a nuestros pacientes lo que hemos aprendido para que puedan tomar decisiones más fundadas por ellos mismos cuando se trata de su salud y su cuerpo.

Tina y yo comenzamos a incorporar nuestro aprendizaje en nuestra propia vida y en la de nuestros hijos. Sentimos que si estaríamos promoviendo un mejor estilo de vida a otros, era necesario ser un buen modelo. Comenzamos a cambiar lo que comíamos, lo que bebíamos, los suplementos que tomabamos, y a cambiar la manera de manejar el estrés. A pesar de que nos tomó dos años para hacer la transición en nuestra vida completamente, no puedo explicar lo que esto ha hecho en nosotras y en nuestra familia. Estamos más saludables que nunca, no más dolores de cabeza, no más mente nublada, no mas visitas al doctor, y no más tiempo fuera del trabajo y la escuela. Tenemos más energía que nunca; nuestros hijos están fuertes y bien desarollados tanto físicamente como mentalmente y continuamos deseando la comida y bebida saludable.

Con el fin de ayudarme a transmitir nuestro mensaje a los pacientes, Tina volvió a la escuela para recibir el certificado en Nutrición Holística. Ella me ayudó a construir y transmitir nuestro programa de bienestar de 12 semanas a cualquier paciente que estaba dispuesto a escuchar y aprender. Durante 2 años ayudamos a docenas de pacientes a mejorar y/o eliminar sus problemas digestivos, bajar la cantidad de algunos o todos sus medicamentos, recuperar sus niveles de energía y, en algunos casos, incluso perder una cantidad considerable de peso. Nos dimos cuenta de que al enseñar a los pacientes, ellos comenzaban a entender y deseaban aprender más. Comenzamos con asociarnos con proveedores de servicios como hidroterapia de colon, sauna infrarrojo, masaje linfático, etc. Nos hemos asociado con docenas de proveedores para ofrecer alimentos saludables y agua a nuestros pacientes a un costo reducido. Parecía que todos que eran introducidos a los conceptos que estabamos enseñando, recibieron un premio y lo más interesante era que el premio era diferente en cada caso.

Como muchos de ustedes saben, con cada gran logro viene un desafío aún mayor. Pasamos un tiempo muy difícil al tratar de mantenernos al día con las personas que ayudábamos y de lo difícil que puede ser tener solo dos educadores. Nos dimos cuenta que si los pacientes no tenían a alguien que los animara o a quien rendirle cuentas, estaban teniendo dificultades para permanecer en la vía correcta, sin importar que tanto querían un buen estado de salud. Hemos aprendido de primera mano que es muy difícil de romper años o incluso décadas de hábitos no saludables, cuando hablamos de comer, beber o estrés. Sin el constante apoyo y la orientación el vivir una vida más saludable es muy difícil. Estábamos gastando tanto tiempo en la educación inicial que no pudimos estar allí para todos en la parte de atrás con el fin de ayudarlos a seguir con el buen trabajo. Además, debido a las constantes cortes de reembolso año tras año de las compañías de seguros me ha visto obligada a ver más pacientes en la oficina durante el día, y esto hace más difícil el presentar nuestros conceptos a los pacientes en la sala de examen.

Este fue un momento muy difícil para nosotras y no fueron pocas las veces que queríamos darnos por vencidas. A pesar de que estábamos ayudando a las personas sentíamos que no estabamos haciendo el impacto de por vida que queríamos. Además, no podíamos llegar a tantos como antes y parecía que no podíamos hablar con suficiente gente. No importa lo frustrante que era a veces, Tina y yo sentíamos que Dios nos seguía empujando hacia adelante en nuestra misión. Cuando finalmente no dimos cuenta que quedarnos por vencidas no era una opción, nos dimos cuenta de que teníamos que pensar mucho en lo que estábamos haciendo y cómo lo estábamos haciendo. Teníamos que encontrar un modo de entregar nuestros productos y servicios a los pacientes pero para esto deberíamos de alguna manera eliminar "nosotras" del proceso para poder proveer todo el tiempo, el apoyo y la orientación necesaria. Esta reflexión nos llevó casi un año. Después de asistir a un par de seminarios, hemos elaborado un modelo de entrega que nos permite lograr el mayor impacto y cambiar más vidas para el bien.

Tomamos la decisión de poner nuestras enseñanzas en un paquete conprensivo de 3 pasos que lleva por nombre, "DNA para Salud Digestiva." Sabiamos que teníamos mucho que compartir con la gente y no queríamos dejar nada fuera; pero también queríamos que fuera lo más simple como posible. La D significa Desintoxicación y Restauración Digestiva. La N significa Nutrición y Hidratación Necesaria y la A significa Activando la Mente, Cuerpo y Alma, y Plan de Acción. Todas son cruciales para cambiar la salud digestiva de cualquier persona. Las iniciales no solo concuerdan con lo que cada una representa, "DNA para Salud Digestiva" es la estructura necesaria para obtener resultados que durarán toda la vida. Lo que hemos notado personalmente es que cuando una persona comienza en el curso de bienestar digestivo, el ADN en su cuerpo en realidad comienza a cambiar. Comienza a desear el tipo de comida correcto y la mala comida comienza a disgustarle. En realidad comienza a conectarse con su propio cuerpo nuevamente y sentir cuando algo es o no es bueno para el. ¡Es asombroso! Es difícil describirlo al menos que cada persona lo experimente por si sola. Es como tratar de explicar el olor de una rosa a alguien que nunca ha olido una flor.

Una vez que haya creado su plan de **"DNA para Salud Digestiva"** le invitamos a participar en nuestra comunidad en línea llamada **"www.DigestiveRevolution. com."** Este es el lugar donde Tina y yo pasamos la mayor parte de nuestro tiempo a la hora de añadiendo los recursos, apoyo y guía de los que desean una vida saludable. Al ofrecer nuestras principales enseñanzas en línea a través de materiales de estudio, seminarios en línea, tele-seminarios, y vídeos que le permitirán acceder al material cada día en el que resulta más conveniente para usted. También nos ayuda a estar mas libres de tal manera que podemos pasar más tiempo guiando y apoyando sobre una base regular, que le ayudará a mantenerse en la vía correcta para lograr sus metas de salud digestiva y para que usted no sienta estar sólo. Ninguno de nosotros es perfecto, y es muy importante tener una comunidad de seguidores para ayudarle a volver a la vía correcta cuando se cae.

¿Para quién es este libro?

Este libro está dedicado especialmente a todos y cada uno de mis pacientes o cualquier persona en necesidad de una gastroenteróloga porque han tenido o siguen teniendo problemas digestivos. Problemas Digestivos incluyen, pero no se limitan a:

- Estreñimiento
- Diarrea
- Hinchazón
- Gas
- Dolor de estómago
- Reflujo ácido / GERD
- Hemorroides
- Anemia
- Diverticulitis
- Colitis de Crohn
- Esófago de Barrett
- Hígado graso / Nivel elevado de enzimas hepáticas
- Colon irritable - EII / Enfermedad Inflamatoria del Intestino
- Pancreatitis
- Problemas Vesícula Biliar

Aquellos de ustedes que tienen problemas digestivos no son los únicos que pueden beneficiarse de estas enseñanzas. Las personas con las siguientes enfermedades también han mejorado mucho después de aprender de nosotros:

- Diabetes
- Enfermedad cardíaca
- Presión Arterial Alta
- Colesterol alto
- Artritis
- • Alergias
- Cáncer
- TDAH
- Autismo
- Fibromialgia

Este libro es también para aquellos de ustedes que comienzan a sentir o han experimentado durante un largo período de tiempo los siguientes síntomas que, una vez más, si no se les presta atención, resultará en más síntomas problemáticos, la enfermedad, la cirugía y medicina una tras otra:

- Falta de energía
- Debilidad
- Fatiga
- Alta Niebla Cerebral
- Dolores
- Dificultad para dormir / Apnea del sueño
- Depresión
- Estrés elevado
- Falta de Movimiento
- Aumento de peso

Finalmente, para aquellos de ustedes que prestan atención a la salud y están a pendiente de lo más nuevo para la salud, creemos que ustedes encontrarán en nuestros conceptos un soplo de aire fresco. No importa quién es, si empieza a leer este libro porque le llamó la atención, lo más probable es que este libro es para usted.

Quiero agregar sin embargo que si usted está sufriendo de problemas digestivos o cualquier problema de salud, además de leer este libro es absolutamente necesario ver a su médico. Este libro no es un sustituto para el cuidado de un médico, sino que reduce la frecuencia de visitas de uno en el largo plazo. Yo siempre les digo a mis pacientes que antes de que yo les enseñe algo sobre salud y bienestar digestivo es necesario que nos aseguremos de que no haya nada médicamente mal de lo cual necesitamos estar conscientes. Después de eso, yo digo !que comienze el aprendizaje!

Resultado de nuestras enseñanzas

Estamos orgullosas de decir que todos los que han puesto en práctica lo que estamos enseñando han encontrado algo que funcione para ellos. Fueron capaces de encontrar algo que realmente les ha sanado o que ha llegado hasta el fondo del problema que están teniendo. Estos problemas podrían haber sido algo que empezó a ocurrir o problemas que habían tenido durante meses si no años. El resultado principal de nuestras enseñanzas es tratar todas las estrategias para identificar uno si no dos conceptos que respondan a la pregunta, ¿cómo me voy a sentir mejor sin drogas y/o cirugía?

Nuestro objetivo ha sido siempre el de ayudarle a eliminar para siempre problemas de su sistema digestivo para reducir el tiempo que va a los médicos, el tiempo fuera del trabajo, y el dinero que se gasta en pruebas, medicamentos y procedimientos. También tratamos de ayudarles en dejar algunos o todos sus medicamentos. Tratamos de enseñarles como gastar menos en enfermedades e invertir en su salud. La realidad es que enfermarse es mucho más caro que mantenerse saludable. Invirtiendo un poco ahora en la creación de un sistema digestivo sano, se ahorrará miles, tal vez decenas de miles de dólares en el transcurso de su vida. Va a gastar el dinero de una u otra forma. No sé usted, pero yo prefiero gastar en salud.

El efecto de poner estos principios en acción ha sido sorprendente. Cuando los síntomas de nuestros pacientes comenzaron a desaparecer casi todos se sintieron más energía, menos cansancio y algunos incluso perdieron peso. El objetivo de lo que enseñamos no es sobre pérdida de peso. Sabemos que la pérdida de peso es un tema candente, que siempre ha sido y será. La cuestión más importante debe ser la salud. No hay punto de llegar al peso de meta si no esta saludable y se siente todo el tiempo enfermo. Pérdida de peso viene con un cuerpo sano y, por lo general, es la última cosa que viene. Las personas que se atienen a lo que estamos enseñando obtienen los mejores resultados cuando se trata de pérdida de peso. No solo han llegado a su meta de peso pero muchos de sus problemas de salud han mejorado y en algunos casos se han resuelto.

Otro de los resultados más significativos de nuestra enseñanza es que las papilas gustativas del cuerpo cambian y las personas comienzan a querer la comida y la bebida que el cuerpo necesita en lugar de lo que el cerebro está diciendo que quiere. Hay muchos conceptos erróneos acerca de los alimentos y el cuerpo, y tratamos de explicar cada uno de ellos en detalle para ayudar a avanzar hacia la transformación necesaria que su cuerpo desea. Nuestros cuerpos sanan naturalmente, todo lo que tenemos que hacer es salirnos del camino.

Por último, hemos llegado a la conclusión de que nuestras enseñanzas le ayudarán a convertirse en la autoridad de salud digestiva. Muchos que se han incorporado a nuestras enseñanzas en sus propias vidas han llegado a inspirar amigos y miembros de la familia a hacer lo mismo. Sentirse bien y tener buen aspecto es contagioso. Cuando la gente se da cuenta de que no es normal que todos se sienten cansados, que sean dependientes a los medicamentos, y aumentar de peso, empiezan a preguntarse cómo pueden también sentirse bien. Una y otra vez hemos tenido gente nos dice que pensaban que era normal sentirse cansado todo el tiempo, tener poca energía, tener síntomas, estar en medicamentos, aumentar de peso, etc. porque se estaban haciendo viejos y todos sus amigos estaban experimentando las mismas cosas. Permítanme ser la primera en decirle, **usted no tiene que vivir su vida de esa manera.** ¡Hay una respuesta y la respuesta es increíblemente sencilla y tan deliciosa!

Cómo este libro le beneficie a usted

Incluso antes de que usted haga el compromiso de sentirse bien y deshacerse de sus problemas del sistema digestivo tiene que entender cómo funciona el cuerpo y por qué es tan importante para embarcarse en esta misión. Este libro le va a enseñar. Sin este conocimiento es probable que usted se debilite y probablemente falle porque no hay antecedentes que explican el por qué. La razón de el por qué es lo que hemos considerado la mas importante que usted entienda para tener éxito en cualquier cosa.

En el momento en que usted termine de leer este libro, tendrá una mejor comprensión de cómo funciona el sistema digestivo, lo que es importante para el cuerpo, lo que ha sido y sigue dañando al cuerpo y cómo usted puede comenzar a cambiar el cuerpo con unos conceptos muy sencillos. Permítame también añadir que nunca es demasiado tarde para cambiar el cuerpo. Tenemos personas en sus 80's y 90's que están incorporando nuestras enseñanzas en sus vidas y tienen mejoramiento notable en cómo se sienten.

Nuestro objetivo en este libro es enseñarle lo que necesita saber para tomar la mejor decisión para usted. ¿Desea cambiar? ¿Realmente quiere deshacerse de sus problemas digestivos? Si su respuesta es si, vamos a mostrarle cómo hacerlo. No hay un momento mejor que el presente para comenzar la transformación que cambiará su vida para siempre.

Estructura y función del cuerpo

"Doctora, no cambiaré mi dieta y no voy dejar de beber hasta que el día en que tenga cáncer."

He suplicado a esta paciente visita tras visita que cambie su dieta, dejar de beber alcohol o por lo menos reducir su consumo. Siente que tiene que ser una ocurrencia diaria. Él tuvo cáncer de la próstata hace seis años, es obeso, tiene un hígado graso y recientemente se le descubrió un nodulo en el hígado. Se le dio una señal de advertencia con el cáncer de la próstata hace seis años, pero no ha afectado su manera de pensar. Esto no es inusual. El vínculo que tenemos con la comida y la bebida es tan emocionante hasta el punto de no ser racional. Permitimos que nuestras emociones determinen lo que comemos y bebemos. No pensamos con el cerebro para decidir si es bueno para nosotros. ¿Se nutren nuestras células? ¿Va a nutrir a nuestro cuerpo?

Para entender verdaderamente la enfermedad y los síntomas de la enfermedad necesita aprender algunos principios de la biología básica acerca de cómo funciona su cuerpo. Esto le ayudará a comprender que lo que está sucediendo en el interior está afectando a la manera en que usted se siente o busca en el exterior. La primera lección es acerca de la estructura y función del cuerpo.

Nuestro cuerpo está compuesto de billones de células que están continuamente reparando y renovando cada minuto de cada día. Hay miles de tipos de células especializadas, tales como las células de los huesos, las células de la piel, las células sanguíneas, las células nerviosas, las neuronas, y así sucesivamente. Cada tipo de célula posee una estructura muy específica, forma, función y composición química. Es en la estructura química donde se le da a cada célula sus propiedades. Para que las células permanezcan sanas y funcionen a la perfección como se pretende, y reproduzcan con exactitud deben ser alimentadas por nuestra sangre. La sangre transporta los componentes básicos necesarios para las células.

Los bloques de construcción que construyen una célula humana incluyen alimentos, agua y oxígeno. Cuando la dieta es mala o falta nutrientes, las células no tienen lo que necesitan para funcionar o vivir. Si a sus células les falta nutrientes por suficiente tiempo, se debilitan y mueren. Esto provoca acumulación tóxica y que lleva a su cuerpo a romperse por dentro y por fuera. Algunos órganos más que otros.

Ahora que ya sabe que nuestra salud depende de alimentos sanos, agua y oxígeno, solo hay dos maneras en que se pueda enfermar, se pueda sentir lento o tener cualquier síntoma en absoluto. La primera es cuando la persona se expone a los gérmenes que el cuerpo no puede combatir. La segunda forma es cuando el cuerpo desarrolla células deformes o enfermas en áreas débiles que pueden causar tales cosas como problemas digestivos, cáncer, enfermedades del corazón, diabetes, etc. En ambos casos, las causas son las mismas: su sistema inmune está debilitado, sus células no están funcionando adecuadamente y las toxinas están causando estragos en su cuerpo. Para que esto suceda, todo vuelve a uno o a una combinación de todas las tres siguientes causas:

- Tiene deficiencias nutricionales
- Tiene demasiadas toxinas en su cuerpo
- Tiene atrapado estrés mental y emocional

¿Su médico nunca mencionó esto antes? Lo más probable es que no. Sin embargo, estas son las tres cosas que causan problemas en un cuerpo enfermo. Debemos profundizar más ahora y entender cómo la estructura y función del cuerpo se refiere a cómo podemos digerir los alimentos.

El proceso de la digestión

En uno de los últimos viajes de Tina a la tienda ella estaba buscando pepinos ingleses cuando una mujer amable se acercó a ella y le dijo: "Sabe en el contenedor de mas allá están los pepinos más baratos." Tina le dio gracias a ella, pero le occurió que ella debería decirle a esta mujer la razón por la cual compraba los pepinos ingleses ya que la piel es más fácil de digerir y que siempre deberíamos comer la piel de nuestros pepinos. Si vieramos a las personas que compran en la sección de productos o verduras, podremos ver que la mayor parte de personas se encuentran en la seccion donde todo esta más barato. Tina vio una pareja de ancianos revisar los precios de la lechuga hace un par de semanas. Al final se decidieron comprar la lechuga más barata, no pensaron cual lechuga era más saludable.

La siguiente cosa que tenemos que discutir es la forma en que el cuerpo procesa los alimentos que usted come. Tengo que rogarle que se quede conmigo los próximos minutos. Prometo hacer esta lección de biología rápida, con todo lo que necesita saber sobre el proceso de la digestión en unas pocas y sencillas páginas. Una vez más, es muy importante saber la manera de entender el por qué. Como una gastroenteróloga, este es el lugar donde se encuentra mi especialidad, el sistema digestivo.

El sistema digestivo comienza en la boca y termina en el ano. Cuando los alimentos o los líquidos entran en su boca son descompuestos por los dientes y las enzimas que se encuentra en la saliva. Cuando se traga la comida pasa a través del esófago hasta el estómago. El estómago produce ácidos y enzimas que descomponen los alimentos en su forma más líquida. Los alimentos licuados, a continuación, entran y viajan a través de unos 20 - 22 pies del intestino delgado y terminan en el colon. El colon es también llamado el intestino grueso, que está a 5 o 6 pies de largo. Todo lo que no se absorbe en el cuerpo sale en algo que conocemos como caca, también llamado escremento.

Al igual que el sistema de plomería de la casa está diseñado para dirigir agua fresco y las aguas residuales donde se necesitan, el sistema digestivo está diseñado para dirigir los alimentos y los líquidos de manera que se espera que proporcione nutrición para ayudar a nuestro cuerpo a crecer las células sanas, tejido y órganos. Si nos fijamos en la imagen del sistema digestivo (Figura 1),

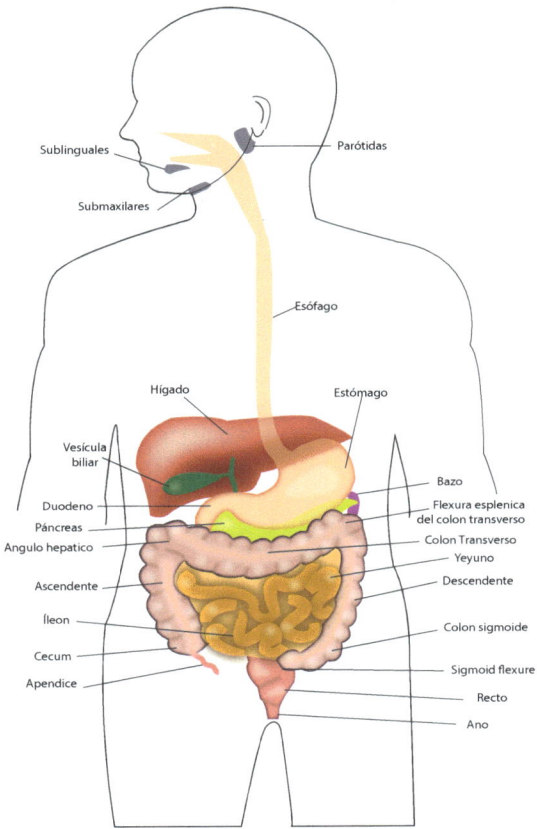

Sublinguales

Parótidas

Submaxilares

Esófago

Hígado

Estómago

Vesícula biliar

Bazo

Duodeno

Flexura esplenica del colon transverso

Páncreas

Colon Transverso

Angulo hepatico

Yeyuno

Ascendente

Descendente

Íleon

Colon sigmoide

Cecum

Sigmoid flexure

Apendice

Recto

Ano

La Figura 1

se trata de un aspecto muy simple de colección de órganos; un tubo hueco de 29 pies de longitud. Lo que pasa en este tubo hueco sin embargo es mucho más complejo y complicado de lo que parece, así que permítame explicarlo para usted.

La comida que comemos tiene que ser derribada y digerida para que puedan absorber los nutrientes que luego alimentan nuestras células y el cuerpo. La descomposición de los alimentos comienza en la boca con la masticación. Masticar es una de las partes más importantes del proceso de la digestión, porque es más fácil para el estómago digerir la comida. No hay que olvidar que el estómago no tiene dientes. Si usted no está completamente masticando su comida, su cuerpo no será capaz de romper los alimentos adecuadamente para obtener los nutrientes que necesita. Una buena regla es masticar bien cada trozo de comida por lo menos 10 segundos.

Las enzimas digestivas inician la descomposición química de los alimentos en la boca. De hecho, el momento en que empieza a pensar en comer, la boca comienzar a hacer agua. Este líquido contiene las enzimas digestivas que se preparan para hacer su trabajo. Cuando la comida masticada entra en el estómago, jugos gástricos se mezclan con los alimentos que se dividen en nutrientes específicos. Alimentos semi-líquidos denominados como quimo entra en el intestino delgado.

Digestión adicional se lleva a cabo en el inicio del intestino delgado cuando más jugos digestivos del páncreas y el hígado se vierten en el intestino delgado

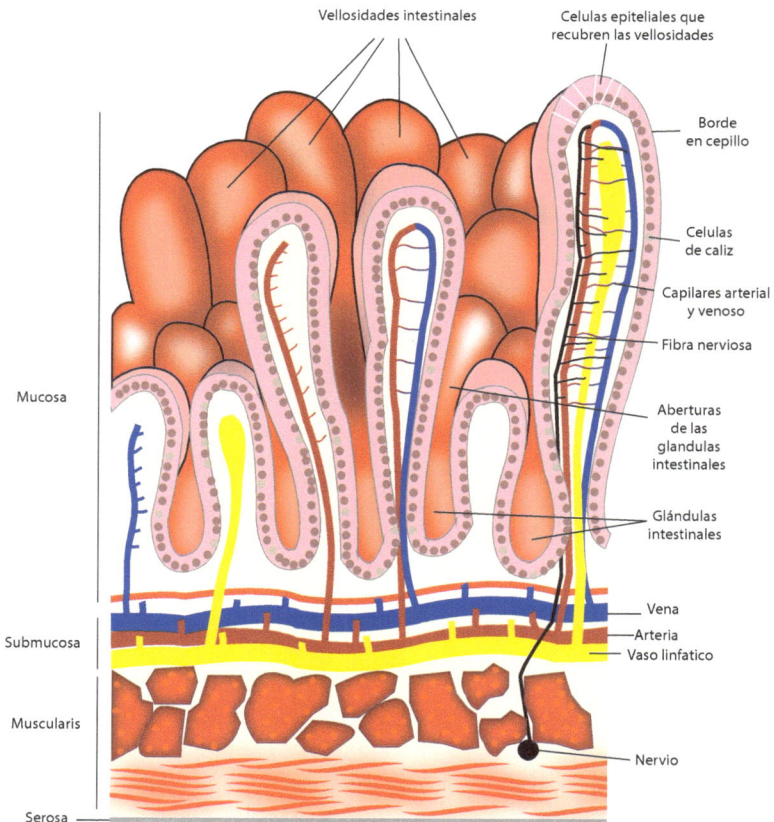

La Figura 2

para ayudar a romper los nutrientes. Es aquí, en el intestino delgado, donde la mayoría de la absorción de nutrientes se realiza por pequeñas proyecciones en forma de dedo llamadas vellosidades (Figura 2). Absorción es el proceso en el que las sustancias se mueven a través de la pared del intestino delgado y en el torrente sanguíneo. Vellosidades sobresalen del intestino delgado. Hay millones y millones de vellosidades que permiten la absorción de los nutrientes que alimentan las células en todo el cuerpo. Si se establecen todas estas vellosidades de lado a lado, se abarcaría del tamaño de un campo de fútbol.

El tercer paso de digestión es el metabolismo y una serie de reacciones químicas conducidas por células individuales en el cuerpo. Estas reacciones químicas incluyen el romper la comida para sacar la energía y crear las partes necesarias que crean las células. Los nutrientes que entran en la sangre son procesados por cada célula causando actividad celular en el cuerpo. Este es el proceso que da vida a nuestro cuerpo.

Al momento en que el quimo llega al intestino grueso (colon) la mayoría de la absorción de nutrientes ha pasado. En el colon es donde las heces o excremento empiezan a formarse. Aunque no existen vellosidades en el intestino grueso el agua, sales, vitaminas y nutrientes siguen siendo absorbidos. Pero como no hay ningúnas vellosidades, la absorción es más lenta y no tan eficiente.

El colon no es nada más que un músculo grande y la meta de este músculo es exprimir el quimo y con la ayuda de bacterias, los alimentos no digeridos se rompen para liberar aún más nutrientes en el torrente sanguíneo. Las bacterias son las responsables de la producción de ciertas vitaminas, incluyendo la vitamina K y algunas vitaminas del complejo B. Podría tomar de 1 a 3 días para que el material pase a través del colon. Si tarda menos tiempo, puede obtener más deposiciones líquidas (diarrea), si se tarda más de 3 días, las heces podrían secarse lo que hace muy difícil salir, lo que conduce al estreñimiento.

Así que ahí tiene el proceso digestivo de principio a fin. Muy simple y muy interesante, ¿no? Como usted puede ver el colon es uno de los principales órganos de eliminación. La siguiente lección es sobre los otros cinco órganos de eliminación. Si no entiende cómo todos los órganos de eliminación trabajan juntos, nunca entenderá el concepto de toxicidad, que es una de las razones principales por las que estamos enfermos y cansados.

Órganos de eliminación

Un cliente inició nuestro programa recientemente y pensó que podría incorporar todas las enseñanzas de inmediato sin necesidad de crear un plan y empezar poco a poco. Le advertimos que aunque sabíamos que podría hacer esto, necesitaba estar consciente que esta táctica causaría que su cuerpo comenzara a desintoxicarse rápidamente y también de los efectos secundarios desagradables. En cuanto comenzó se empezó a sentir enferma. Le dijimos que en cuanto más tóxico su cuerpo fuera más grave sería su reacción cuando su cuerpo empezara a limpiarse. Dos son los puntos principales del proceso de desintoxicación, eliminar las toxinas y la reconstrucción con comida y agua. En lugar de tomar una decisión de ir un poco más lento en el proceso ella decidió dejarlo porque no le gustaba la forma en que se sintió. Regresó a su comida rápida, comida basura y varias tazas de café al día. No es raro experimentar lo que se denomina "crisis curativa" cuando va a desintoxicarse y a pesar de que puede sentirse mal en el momento, es absolutamente necesario para que recupere el control de su cuerpo. Si usted empieza a sentir dolores y molestias, dolores de cabeza, síntomas parecidos a los de la gripe, etc. una vez que usted empieza a eliminar las toxinas, ¡no se dé por vencido! Eso solo significa que se está funcionando.

¿Sabía que su colon es solo uno de los muchos modos en los que su cuerpo elimina toxinas o productos de desecho? Con el fin de obtener una visión de conjunto, necesita comprender sus órganos de eliminación y cómo las toxinas salen de su cuerpo.

Curación real es algo más que la desaparición de los síntomas. El cuerpo debe eliminar toxinas y productos de desecho completamente y eficientemente o el sistema se sobrecarga y estresa. Cuando no se eliminan, los productos de desecho permanecen en los tejidos, y los síntomas de mala salud, problemas digestivos, incluyendo baja de energía, aumento de peso y dolores, hacen su aparición.

El cuerpo tiene seis órganos de eliminación:

- Intestino (intestino grueso)
- Pulmones
- Piel

- Riñones
- Hígado
- Sistema linfático

El intestino grueso (también conocido como el colon) elimina residuos, incluyendo los alimentos del cuerpo. Este órgano no es de metal o concreto, ni puede contener todas las sustancias tóxicas, es de tejido. Los desechos de las toxinas estancadas en el intestino encuentran su camino hacia el torrente sanguíneo. Esto, a su vez, significa que la sangre que circula a través de los intestinos también circula a través del cerebro. Muchos creen que una limpieza intestinal libre conduce a una mente clara y un cuerpo equilibrado. Las personas no asocian sus dolores de cabeza y debilidad con el tránsito lento de los residuos a través del cuerpo. La mayoría se sorprenderán cuánto mejor se sientan una vez que los órganos de eliminación son claros y regulados.

Los pulmones eliminan el dióxido de carbono y proporcionan oxígeno fresco para las células. Los pulmones también ayudan a excretar productos nocivos que ingerimos, por ejemplo aceite recalentado de alimentos fritos por eliminación de dióxido de carbono. Las células necesitan oxígeno para llevar a cabo el metabolismo. Mala circulación de oxígeno en el cuerpo causa cansancio en el cuerpo y la mente. Una de las cosas que enseñamos en nuestro programa es la importancia de respirar profundamente. La mayoría de nosotros respiramos respiraciones no profundas causando que menos oxígeno entre en nuestro torrente sanguineo y esto contribuye a sentirnos tan cansados todo el tiempo.

La piel recibe un tercio de la circulación de la sangre del cuerpo y elimina un tercero de los desechos del cuerpo con el sudor y la transpiración. Es importante permitir que la piel sude libremente. Evitar el jabón excesivo, los antitranspirantes y cosméticos que tapan los poros e impiden la libre eliminación. Olor corporal y mal aliento son importantes indicadores de salud interna. Si usted está sano el olor corporal ni el aliento deben ser ofensivos. Nos dimos cuenta cuando empezamos a comer más saludable y menos productos químicos en nuestro cuerpo que nuestro sudor ya no olía. Cuando salimos a comer algo fuera del ámbito de nuestra dieta normal dentro de unos días nuestro sudor huele otra vez.

El hígado ayuda en la digestión y dispersa los productos de la digestión en el torrente sanguíneo y el intestino delgado. Los riñones filtran los productos de la digestión y metabolismo de las células, y el hígado la desintoxicación de la sangre. Los riñones son la etapa final del sistema de filtrado del cuerpo y están constantemente filtrando nuestra sangre. Los productos de la digestión entre los riñones se excretan a través de la orina. Cuando los riñones y el hígado no funcionan de manera eficiente, los productos de desecho permanecen circulantes en la sangre y el cuerpo retiene líquido. Esto se traduce en una pérdida del apetito, aumento de peso, una sensación general de malestar, cansancio, náuseas e incluso vómitos. Si no se les presta atención, esto podría resultar en a la aparición de la enfermedad.

El sistema linfático limpia y protege al cuerpo de sustancias bacterianas invasoras, evitando que entren en el torrente sanguíneo. Este sistema está compuesto de los ganglios linfáticos y los vasos linfáticos que están llenos de líquido linfático, de color blanquecino, que parece agua (Figura 3). A

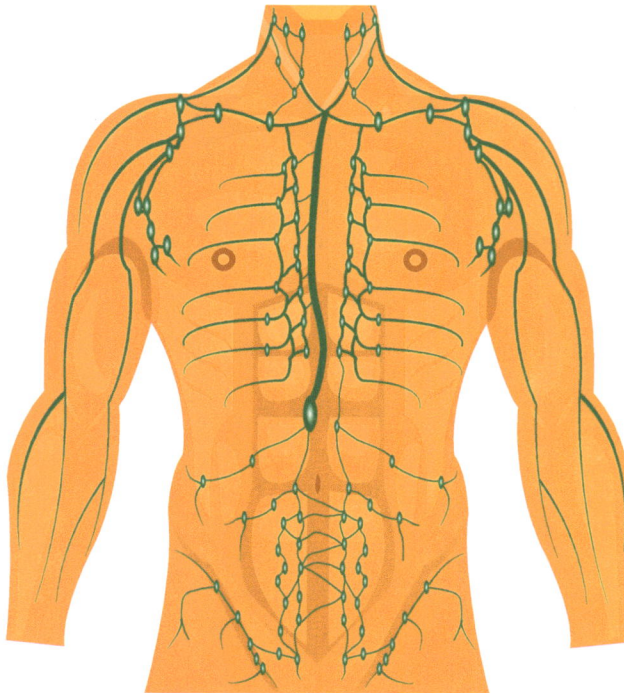

La Figura 3

diferencia de la sangre, que tiene el corazón como pompa para distribuirla en el cuerpo, el sistema linfático no tiene su propia pompa circulatoria. Se basa en el movimiento de los músculos para mover el líquido linfático a través del cuerpo. Si los ganglios linfáticos se congestionan con toxinas, no pueden desempeñar adecuadamente su tarea. Los síntomas de un sistema linfático sucio son recurrentes problemas de garganta y amígdalas, ganglios inflamados (agrandamiento de los ganglios linfáticos), y a veces los tumores. Nuestro sistema linfático se extiende a nuestro cuerpo entero. Una gran cantidad de drenaje occure cerca de los senos en las mujeres y cerca de la ingle en los hombres. Muchos creen que cáncer de mama y de próstata son tan frecuente debido a la obstrucción del sistema linfático.

Muchas personas culpan a su mala salud o síntomas en el hecho de que están genéticamente predispuestas a ciertas enfermedades. Dicen cosas como: "mi padre tenía presión arterial alta y es por eso que yo lo tengo." o, "mi madre tenía cáncer por lo que estoy obligada a tener cáncer." Lo que usted debe saber es que la genética juega un papel menor en el resultado de nuestra salud. La comida que hemos puesto en nuestra boca y cómo se digiere, asimila, metaboliza y elimina es un factor importante. Cómo cuidamos a nuestros cuerpos desempeña un papel importante en el resultado de nuestra salud.

Si nuestra elección de los alimentos no es bueno, no alimentamos a nuestro cuerpo ni eliminamos correctamente. Estoy segura de que muchos de ustedes creen que comen una dieta bien balanceada y saludable. Permítame decirle que si compran en tiendas de comestibles, salen a comer con regularidad y comen lo que se considera la dieta Americana estándar (SAD), usted definitivamente no come una dieta equilibrada. Sé que es verdad porque nosotras sentíamos que comimos una dieta sana, es decir, hasta que aprendimos lo que sabemos ahora. No se engañe; los problemas digestivos que presentan tienen una correlación directa con lo que se está comiendo.

Por qué los problemas digestivos no son su culpa

¿Cómo hemos podido llegar a estar tan enfermos, con sobrepeso, cansados y dependientes de las drogas y el azúcar?

¿Cómo se siente en estos días? Agotado, el cerebro nubloso, dolores, con baja de energía, problemas digestivos, aumento de peso inexplicable? No se preocupe no es solo usted. Nueve de cada diez veces los pacientes que veo todos los días tienen exactamente estas mismas cuestiones. Mire a su alrededor, en su familia, sus amigos, sus compañeros de trabajo. Parece que todo el mundo se enferma, tiene sobrepeso, está cansado y/o dependientes de las drogas y el azúcar. Por lo tanto, ¿cómo sucedió esto? No recuerdo que las cosas fueran tan malas como son hoy y no parece que va a mejorar. De hecho parece que está empeorando cada vez más con cada año que pasa.

En la gran esquema de las cosas solo hay un par de cosas que realmente afectan a por qué estamos tan enfermos, con sobrepeso, cansados y dependientes de las drogas y el azúcar.

- Las industrias de sanidad y farmacéutica de nuestro sistema médico están configuradas para diagnosticar y tratar las enfermedades con los procedimientos, cirugías y medicamentos. La medicina se enfoque en el tratamiento de enfermedades pero no las previene.
- La industria de alimentos en nuestra nación nos influye a consumir consistentemente la comida y la bebida que es difícil de digerir y ofrece poco o ningún alimento para el cuerpo. La dieta Americana estándar (SAD) es triste. Estamos comiendo demasiado, nuestra nutrición está baja, y somos una sociedad deshidratada y llena de toxinas.
- Nuestro estilo alto en estrés- cada una de las personas con las que trabajamos están estresadas acerca de algo, ya sea por el dinero, las relaciones, el trabajo o la familia. Altos niveles de estrés dan lugar a importantes problemas de salud y la falta de sueño, que de por sí es mala.
- Nuestra sociedad estancada - la mayoría de nosotros pasamos la mayor parte de nuestros días en una silla delante de una computadora, la televisión o en el caso de nuestros niños jugando a videojuegos. Estamos demasiado

ocupados siendo entretenidos cuando en realidad deberíamos de salir y mover nuestros cuerpos y ser más activos.

La siguiente sección de este libro entrará en detalles en estas cuatro áreas y cómo estas cosas han hecho que estemos tan enfermos, con sobrepeso, cansados y tan dependientes de las drogas y el azúcar. Aquí está la razón por la que usted no es totalmente culpable y también cómo trabajar en torno a estos temas para regresar a la buena salud.

El problema con la atención sanitaria y farmacéutica

Las listas de las medicinas que los pacientes traen a sus citas estos días son increíblemente largas. No es inusual ver 5-10 medicamentos, pero estoy viendo listas más largas en estos días. Tengo pacientes con 20 o más medicamentos en sus listas. Algunos de estos pacientes son jóvenes. Estoy especialmente triste cuando veo pacientes que apenas pueden permanecer despiertos en sus citas debido a los narcóticos que están consumiendo. Los pacientes jovenes admiten que no pueden vivir sin los narcóticos. Recientemente vi a una joven que acudió con un diagnóstico de síndrome de intestino irritable, enfermedad por reflujo gastroesofágico, artritis y fibromialgia. Ella había tenido una histerectomía completa para el tratamiento de la endometriosis y entró con una larga lista de medicamentos narcóticos. Sus brazos estaban cubiertos de parches con medicamentos para el dolor. Solo quería llorar cuando vi a esta joven. ¿Qué es lo que estamos haciendo con esta chica? Ella no debe tener todos estos diagnósticos. Ella es muy joven. Su madre me rogó que por favor guarde su hija. Nadie en la familia tenía problemas médicos.

¿Recuerdan los días cuando el médico venía a la casa cuando estabamos enfermos? Pues bien, como sabemos, esos días pasaron hace mucho tiempo. Tantos son los problemas de salud crónicos que la industria de la medicina ha tenido que compartimentar. En 1950, el concepto de sub-especialistas fue creado. Varios médicos ahora cuidan de nosotros mismos en lugar de uno sólo. Cuando esta transición ocurrió en el campo de la medicina ya no se trataba sobre el tratamiento de la persona en su totalidad, si no que el enfoque ya era de cómo tratar a un órgano o conjunto de órganos en el cuerpo.

En la escuela de medicina los médicos aprenden cómo funciona el cuerpo, cómo diagnosticar una enfermedad y la forma de tratar la enfermedad con medicamentos o cirugía. Prácticamente no hay ninguna capacitación en materia de nutrición o cómo lo que comemos afecta a nuestros cuerpos. En el campo de la medicina, los reembolsos se basan en el número de visitas, cirugías o procedimientos realizados y medicinas recetadas. No tiene nada que ver con la prevención de la enfermedad. Cuando ingresan en la facultad de medicina, los estudiantes deben tomar el juramento hipocrático. Se cree que fue escrito por

Hipócrates, el mismo filósofo que escribió también "permitir que el alimento sea tu medicina… " El juramento es una promesa para la práctica de la medicina ética y no hacer daño.

Con más detalle, significa que un médico debe atenerse a ciertas normas de atención de medicina basadas en la evidencia. Este tipo de medicina se basa en tratar de compilar las mejores pruebas, para que el sistema de salud pueda formular las mejores prácticas, protocolos y tratamientos. La mayoría de estos estudios se llevan a cabo en todas las áreas de medicamentos y cirugías, pero raramente existe suficiente financiación para estudiar tratamientos naturales o holísticos. Esta es la razón por la que muchos médicos tienen miedo de practicar medicina preventiva o, incluso, considerar que la comida podría ser la causa de la enfermedad.

Para seguir los retos en el ámbito de la asistencia sanitaria, en 1988, la atención administrada conocida como HMO se desarrolló para contener el crecimiento en los costos de salud. En 1995, la práctica de la medicina fue afectada por esta nueva estructura. La labor de un médico se hizo más sobre los números que la atención a los pacientes y los médicos se vieron obligados a ver más pacientes en menos tiempo. En el siglo 21 hemos visto subir las tasas de seguro médico y los reembolsos disminuir año tras año. Los médicos no pueden darse el lujo de ejecutar sus prácticas y son forzados a cerrar sus puertas. Cada vez menos y menos personas quieren ser médicos. Tiempos de espera para ver a los médicos son cada vez más largos, con muchos pacientes esperarando meses para una cita.

Cuando nos enfermamos vamos ver a nuestros médicos. Después de esperar semanas o meses para ser visto, podríamos pasar un total de 10 minutos con ellos, y si tenemos suerte nos tocan o examinan. Porque se les ha enseñado a diagnosticar y tratar, la mayoría de las veces nos recetarán un medicamento y nos envían por nuestro camino. Incluso si les preguntamos que podría estar causando nuestros síntomas muchos de ellos admitiran que no tienen ni idea. Recuerde que esta no es su culpa los medicos; nunca fueron entrenados para centrarse en la prevención. ¿Cómo sucedió eso? Esto nos lleva a la industria farmacéutica.

Se ha hecho cada vez más polémica alrededor de las compañías farmacéuticas y su influencia en la atención de salud. Al principio de los años 1970, la industria farmacéutica comenzó a expandirse a una tasa mayor ya que el gobierno les permitió a las empresas ser dueñas de titulares de patentes sobre los medicamentos y la manera en que las drogas fueron fabricadas. En 1975, las compañías farmacéuticas comenzaron a invertir en las facultades de medicina y programas de enfermería y a su vez a influir en los planes de estudio. Se convirtieron en patrocinadores en eventos o congresos médicos y también se anunciaban en revistas de estos congresos. El uso de las drogas de prescripción aumentó dramáticamente.

A mediados de 1980 la fabricación de productos farmacéuticos se llevó a cabo por pocas empresas grandes que ocupaban una posición dominante en todo el mundo. En 1997 la publicidad dirigida al consumidor se proliferó en la radio y la televisión debido a las nuevas regulaciones de la FDA que hicieron fácil el acto de presentar riesgos de drogas a los consumidores. Miles de personas que abogan por los farmacéuticos están en Washington, D. C. haciendo propuestas en el Congreso para proteger sus intereses. ¿Quien está en Washington, D. C. cuidando a nuestros intereses?

En una nota aparte, los estudios sobre la seguridad gestionada por las compañías farmacéuticas han estado en cuestión durante algún tiempo. Los estudios patrocinados por las compañías farmacéuticas son varias veces más probables de reportar resultados positivos, especialmente si se involucra un empleado de la compañía farmacéutica (como a menudo es el caso). Hay una droga que ha sido creada para cada síntoma que existe. Hemos sido entrenados como pacientes a pedir un medicamento en lugar de preguntar por qué existe un síntoma para realmente poder componer el problema y no solo cubrirlo con una píldora.

La mayoría de los medicamentos no se han probado contra otros medicamentos para ver si crean reacciones o síntomas adicionales. En promedio las personas están tomando 6-8 medicamentos al mismo tiempo (con algunas tomando 20 medicamentos al mismo tiempo). No entendemos cómo estas drogas están interactuando con nuestros cuerpos. Una droga conduce a otra ya que los efectos secundarios son inevitables. Seguimos recibiendo uno tras otro para cubrir nuestros síntomas, en lugar de tratar de averiguar cómo resolver el problema.

¿Por qué es que entre más medicamentos tomamos, peor nos sentimos? Todos sabemos que existe un tiempo y un lugar para medicamentos recetados, como los antibióticos para las infecciones graves. Si usted se encuentra tomando medicamentos durante un largo período de tiempo algo probablemente no está bien. Nuestros cuerpos fueron diseñados para sanarse a sí mismos (piense en lo que sucede cuando usted se corta). ¿Es posible que nuestro auto-curación del cuerpo este realmente tan enfermo? Creemos que la respuesta es no.

El problema con la industria de la alimentación

¿Alguna vez se ha preguntado de donde proviene la pirámide alimenticia que utilizamos como nuestra Biblia de nutrición? Es posible que recuerde los cuatro grupos básicos de alimentos, un concepto viejo que fue concebido en la década de 1950. La industria láctea estaba feliz ya que la leche, los huevos y el queso son parte de uno de los grupos. La guía mejorada de la Pirámide Alimentaria Americana fue adoptada de Dinamarca en el 1992. En los últimos años, El Departamento de Agricultura de los Estados Unidos, conocida como la USDA, ha modificado la pirámide y ha creado su propia pirámide. Lo interesante de la pirámide alimenticia es que a lo largo de los años ha habido muchas peleas sobre los reglamentos de comida entre las organizaciones de los productos lácteos y la industria de la carne junto con las organizaciones de salud médica. Usted tiene que preguntarse si estas regulaciones son realmente para ayudarnos a hacernos comer mejor o si promueven la venta de determinados productos alimenticios.

En 1977, el gobierno gastó tiempo y energía tratando de determinar la causa de las enfermedades del corazón, cáncer y diabetes en nuestra nación. Lo que descubrieron fue que el aumento de estas enfermedades crónicas estaba directamente vinculado a nuestra dieta. El Comité del Senado sobre Nutrición tuvo audiencias sobre el tema y se elaboró un documento que orienta a nuestra nación a una mejor salud. Lo que encontraron fue lo siguiente:

- A pesar de que las tasas de enfermedades crónicas ha aumentado en Estados Unidos desde la segunda guerra mundial, otros países que consumen las dietas tradicionales basadas en gran medida en las plantas tiene bajas tasas de las mismas enfermedades crónicas.
- • Durante la segunda guerra mundial cuando la carne y los productos lácteos incrementaron, la tasa de enfermedad crónica en los Estados Unidos temporalmente se desplomó.

Basado en estos resultados, el Comite sugirió varias regulaciones pidiendo a los Americanos que disminuyeran el consume de carne roja y productos lacteos. Como usted puede imaginar, esto enfureció a las industrias de la carne y los lacteos. Comenzaron a atacar al Comite y demandaron que las regulaciones fueran escritas de nuevo. Las regulaciones fueron alteradas cambiando "reducir el consumo" a "elegir el consumir carne, lacteos, y pescados que están reducidos en grasa saturada." Para agregar, los que abogan por la carne se aseguraron que el Senador que encabezaba el Comite saliera en las próximas elecciones. Esto mandó un mensaje a Washington D.C. advirtiendo que nadie debe de retar a la dieta Americana y desde entonces, nadie lo ha hecho.

A partir de entonces, el gobierno evitó hablar de los alimentos enteros, y en su lugar habla en términos científicos acerca de los nutrientes, temas que la mayoría de los estadounidenses no entiende. En 1982, la Academia Nacional de Ciencias publicó un informe sobre dieta y cáncer, que no critica a ningún grupo de alimentos. El informe creó un nuevo idioma sobre la dieta y la industria alimentaria y los medios siguieron su ejemplo. Términos como los poliinsaturados, colesterol, grasa monoinsaturada, carbohidratos, fibra, polifenoles, aminoácidos y carotenos muy pronto comenzaron a ser la descripción de comida o alimento. Había una promesa de certeza científica que si comes más de los nutrientes apropiados y menos de los dañinos, viviría más tiempo y evitaría las enfermedades crónicas. Irónicamente nadie podría descifrar qué era lo correcto de lo incorrecto.

Este cambio en la forma en que se conversa acerca de los alimentos se considera la edad de Nutricionalismo, donde la clave para entender la comida era comprender sus construcción nutricional. Debido a que no se puede ver un nutriente esto lo hace muy misterioso. Por lo tanto, la tarea se les dio a los científicos y periodistas para explicar la realidad oculta de los alimentos. Esta nueva forma de entender la alimentación hace que sea difícil distinguir entre alimentos. Por ejemplo, pescado, carne de res y de pollo a través de los ojos de los científicos se convirtieron en diferentes formas de ingerir cantidades de grasas y proteínas. Esto, a su vez, hace que sea difícil identificar las diferencias entre los alimentos procesados y los alimentos enteros, ya que la atención se centró en cuantificar los nutrientes que contienen.

Era un buen momento para los fabricantes de alimentos procesados. En 1982, la industria alimentaria, comenzó a idear miles de productos alimenticios para que tuvieran más de los nutrientes que la ciencia y el gobierno había considerado ser buenos. A fines del año 1980 la era de la ciencia de los alimentos en Estados Unidos había llegado. Comida de verdad como las frutas y verduras tenían un tiempo difícil para competir. No puede cambiar el equilibrio químico de un aguacate o poner salvado de avena en una manzana. Era mucho más fácil poner la afirmación en una caja que en una fruta o verdura.

La Academia Nacional de Ciencias también ayudó a fomentar la dieta baja en grasa. Los fabricantes de alimentos comenzaron a producir las versiones reducidas en grasa de muchas comidas populares. Curiosamente, los norteamericanos estaban cada vez más gordos en esta nueva dieta baja en grasas. La actual epidemia de diabetes y obesidad ocurrió justo a la misma hora que los estadounidenses comenzaron a consumir más carbohidratos como una manera de evitar los males de la grasa. Lo que no hemos podido ver durante este tiempo, es que aunque no comamos más carbohidratos para evitar las grasas, realmente no comemos menos grasa. El consumo de carne en realidad aumentó durante este tiempo. Así que nada más añadimos más carbohidratos a nuestro platillo para cubrir la cada vez más la grande pieza de carne.

Cuando consumir demasiados carbohidratos se convirtió en el foco del por qué todo el mundo estaba cada vez más gordo, la mania del Atkins tocó a la industria alimentaria, y pronto los panes y pastas tuvieron un rediseño (tirando hacia atrás los hidratos de carbono y aumentando la proteína). El mensaje durante este tiempo básicamente nos dio permiso para comer más alimentos bajos en grasa y justo eso hicimos. Por otra parte, continuamos a educarnos a nosotros mismos acerca de los alimentos desde el exterior y creemos cada reclamación, cierto o no. ¿Por qué las empresas de alimentos nos mentirían? ¿Estabamos protegidos por nuestro gobierno, cierto?

Tenemos a nuestra disposición los alimentos con poca nutrición desde la cuna hasta la tumba y me pregunto ¿por qué no nos sentimos bien cuando estamos llegando a mediados de los 20's? Queremos culpar a lo viejo, pero lo viejo no tiene nada que ver con ello. Solo se tarda ese tiempo antes de que nuestro cuerpo comienza a reacciónar a la comida que hemos estado comiendo desde el nacimiento. ¿Ha observado alguna vez los ingredientes de la leche de fórmula de su bebé? Seguro que le sorprenderá saber que el azúcar y jarabe de maíz de alta fructosa se encuentran entre los ingredientes principales.

Nos hemos convertido en adictos al azúcar desde el momento del nacimiento. Si usted piensa que el tabaco es difícil de dejar de fumar, trate el azúcar. Nos encanta, no podemos obtener lo suficiente, y los fabricantes de alimentos lo saben. Lo hacen más rápido, más barato y más fácil y dura para siempre en la bandeja. Esto es lo que les hemos dicho es importante para nosotros. Hemos decidido que no se trata de la calidad de los alimentos que ponemos en nuestra boca, sino el mejor valor por nuestro dinero. Hamburguesas del menú de un dólar será siempre más barato que una cabeza de brócoli en el almacén de la tienda de comestibles, pero ¿cuales serán los costos de las hamburguesas posteriormente? La respuesta es una vida de medicamentos recetados, consultas médicas, hospitalización, cirugías y procedimientos médicos. Por lo tanto, ¿qué es realmente la mejor decisión en calidad de precio?

La industria alimentaria ha hecho un trabajo increíble en el rediseño de lo que era la comida. Se ha transformado tanto y contiene muchas sustancias químicas que no hay nutrientes. Sin saberlo, estamos llenando nuestros cuerpos con productos químicos tóxicos que roban los nutrientes y esto nos enferma, tenemos sobrepeso y estamos cansados.

Toxicidad = acidez, acidez = problemas de salud

Una de mis pacientes esta en sus 20's y su cuerpo ya se está empezando a apagar. Ella tiene sobrepeso y su vesicular biliar tuvo que ser extirpada hace un par de años después de tener ataques de vesícula biliar durante el embarazo. Ahora, ella tiene problemas renales, dolores de cabeza, dolores en el cuerpo y los resfriados recurrentes que requieren que falte a su trabajo, por lo menos una vez al mes. Confiesa que no tiene control sobre sus hábitos alimenticios. Come comida rápida para el desayuno, comida rápida para el almuerzo y tiene algún tipo de dulces cada día. Lo que ella come incluye muy pocas verduras y confiesa que vive sin agua. Solo toma las bebidas gaseosas, jugos, té y café. ¡Nada de agua! No es de extrañar que sus órganos se están cerrando uno por uno. Afortunadamente, ella no está en un fallo multiorgánico que require hospitalización. Ella tiene una oportunidad. Yo le dije que estos son sus signos de advertencia y debe escucharlos. No es ciencia de cohetes. No necesitamos estudios científicos aquí para saber que su cuerpo se está muriendo de hambre por agua y nutrición. Esto no es una historia estadounidense inusual. Yo veo esto en mi práctica cada día. Estamos haciendo que nuestros cuerpos pasen hambre. Estamos alimentando nuestro cuerpo con la comida y la bebida que no tiene nutrición y esperaramos que nuestros cuerpos se mantengan para mantenernos sanos.

¿Cómo podemos revertir el daño que por años llevamos de acumulación de tóxicos? Tiene que ver con una teoría que ha estado alrededor por años...

En la escuela de medicina nos enteramos de la existencia de equilibrio ácido-básico en lo que se refiere a la enfermedad del paciente sobre todo cuando están hospitalizados. Sabemos que, a menos que el pH del cuerpo es ligeramente alcalino, el cuerpo no puede curarse sólo. ¿Qué es el pH? Es la sigla de potencial de hidrógeno. Es un valor que indica qué tan ácido o alcalino es una solución. Cuánto más alto sea el pH, la solucion es más alcalina o rica en oxígeno. Cuánto más baja sea la lectura, la solucion es más tóxica, tiene mas ácido y menos oxígeno. Los valores de pH son de 0-14. El valor medio es 7,0, y es un estado neutral. Por lo tanto, cualquier solución que contenga un valor superior a 7,0 es alcalina y un valor inferior a 7,0 es ácida.

La sangre humana es ligeramente alcalina con un pH de 7,36 -7,38. De hecho, si el pH de la sangre va a 7,1 o 7,7 se va a morir al instante. Es similar a la contención de la respiración por más de 2 a 3 minutos. En la escuela de medicina, internado, residencia o incluso mi formacion como gastroenteróloga, no recuerdo ningún debate o enseñanzas de cómo nuestra dieta puede influir nuestro equilibrio ácido-básico del cuerpo. Yo desde luego no recuerdo ninguna enseñanza acerca de cómo este equilibrio ácido-básico podría afectar a nuestra salud cotidiana excepto en lo relacionado con los pacientes que fueron hospitalizados y estaban gravemente enfermos. Ahora sabemos que el pH de su cuerpo afecta todo su estado de salud, incluyendo su peso.

Una dieta rica en ácido de producción de alimentos, como productos de origen animal, el azúcar, el café, las bebidas gaseosas y alimentos procesados pone una enorme presión sobre el cuerpo para regular su pH. Mientras el cuerpo trata de hacer esto, utiliza su propio suministro de minerales alcalinos, tales como potasio, magnesio, sodio y calcio, lo que hace que esa persona esté propensa a enfermedades crónicas y degenerativas. Los minerales son extraídos de los huesos y órganos vitales para neutralizar todo el exceso de ácido y eliminarlo del cuerpo.

La Figura 4 muestra una gráfica de pH le va a dar un buen visual de este concepto. Tratamos de enseñar a la gente a comer y beber de lo que tiene más pH que su sangre (a la derecha de la sangre en el gráfico) para ayudar a su cuerpo lo más posible.

Escala de pH

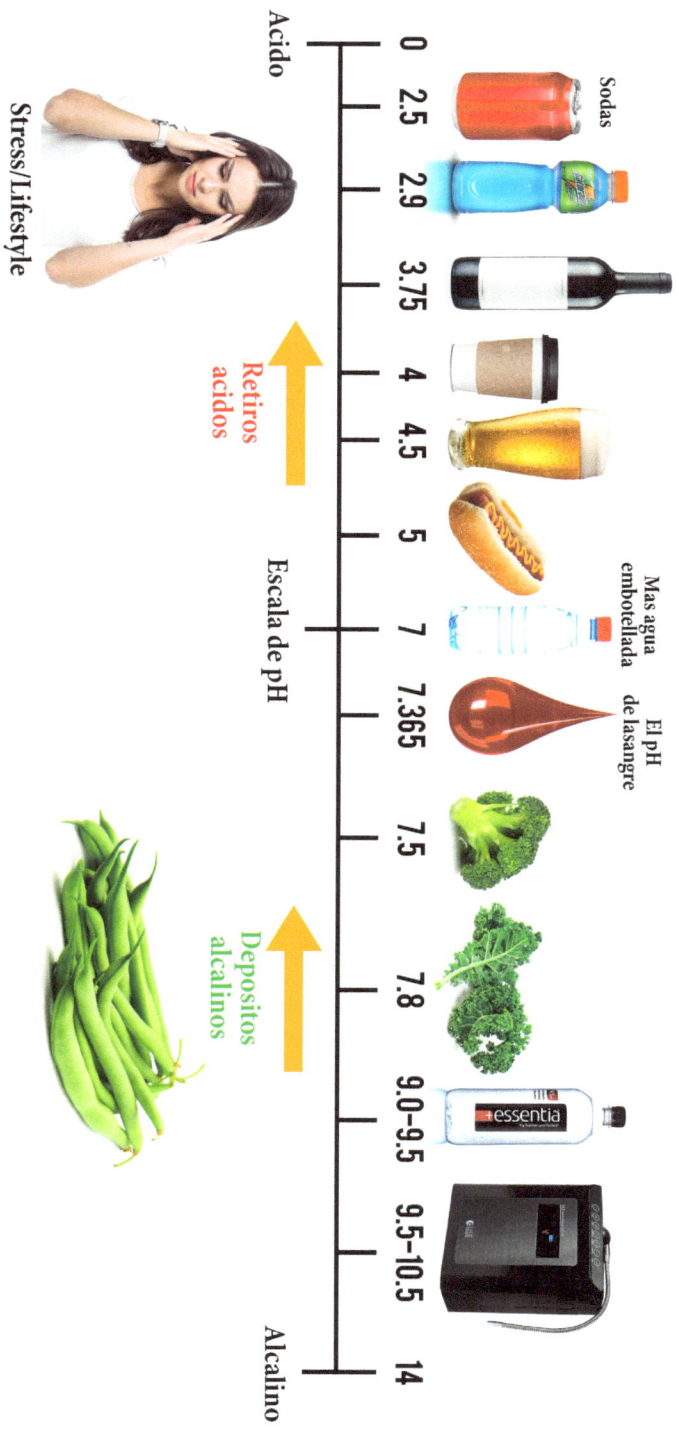

Stress/Lifestyle

Retiros acidos

Depositos alcalinos

Sodas

Mas agua embotellada

El pH de lasangre

Acido

| 0 | 2.5 | 2.9 | 3.75 | 4 | 4.5 | 5 | 7 | 7.365 | 7.5 | 7.8 | 9.0-9.5 | 9.5-10.5 | 14 |

Escala de pH

Alcalino

La Figura 4

Las investigaciones han demostrado que si el pH del cuerpo no es normal (ligeramente alcalino) no puede curarse. No puede utilizar de manera eficaz las vitaminas, minerales y suplementos. Es por eso que alguien que siempre come comida chatarra y comida rápida y siente que está bien tomando su multi-vitamina diaria solo se está mintiendo a sí mismo. Altos niveles de ácido en su cuerpo (acidosis) hacen que no puedan beneficiarse de un multi-vitamínico. Además, mantener un ambiente alto en ácido en el cuerpo, promueve y apoya el crecimiento de microorganismos como bacterias, levaduras, virus, hongos, parásitos y moho.

Cuando los fluidos del cuerpo contienen demasiado ácido se denomina acidosis. Los partidarios de la teoría ácido-alcalina creen que la acidosis causa las siguientes:

- Destruye la capacidad del cuerpo para absorber los nutrientes
- Disminuye producción de energía en las células
- Disminuye la capacidad del cuerpo para reparar las células dañadas
- Permite que las células tumorales prosperen y crezcan
- Hace que el cuerpo sea más propenso a las enfermedades y la fatiga
- Alienta al cuerpo a almacenar grasa para protegerse a sí mismo

Estoy completamente de acuerdo con esta teoría. Tiene sentido - mire cuántas enfermedades existen alrededor de nosotros. Tenemos la mejor y más reciente tecnología médica pero todavía hay más enfermedades que nunca. ¿Está usted entendiendo?

El concepto ácido-alcalino se centra en el efecto que la comida tiene en nuestro nivel de pH del cuerpo una vez que el alimento se consume. El cuerpo debe mantener el equilibrio entre dos tipos principales de sustancias químicas: los ácidos y álcalis. Este equilibrio crea lo que se denomina el valor del pH de los líquidos de nuestro cuerpo. Con el fin de funcionar correctamente nuestras células requieren un ambiente ligeramente alcalino. Los procesos metabólicos de nuestro organismo regularmente producen ácidos. Para mantenerse sano, el cuerpo está constantemente tratando de neutralizar estos ácidos y eliminarlos. Una vez que el alimento es digerido, creará un efecto ácido o alcalino en el cuerpo.

Buen estado de salud o enfermedad comienza en las células. Para que nuestras células funcionen correctamente, deben recibir la vida de los nutrientes y el oxígeno en el torrente sanguíneo al igual que también deben ser capaces de liberar sus residuos. Estas funciones se producen óptimamente si el cuerpo es ligeramente alcalino. Cuando el cuerpo se vuelve ácido las funciones de la célula se deterioran, hay disminución de oxígeno y nutrientes que se suministra a las células causando la acumulación de desechos en las células. Esto establece el escenario para la fatiga, aumento de peso y las enfermedades, especialmente enfermedades digestivas.

Probablemente todos que han estado comiendo la dieta americana estándar por cualquier longitud de tiempo tiene un nivel alto de acidosis. El cuerpo es una increíble creación que puede rebotar contra los efectos de malos hábitos. Incluso si usted ha estado en un estado de acidez crónica de años todavía puede obtener grandes ventajas, eliminar los síntomas, perder peso y vivir de manera más sana si usted ayuda a su cuerpo a regular su pH. Este concepto no tiene nada que ver con contar calorías, grasas, proteínas o hidratos de carbono. Solo tiene que ver con comer menos comidas ácidas y comer más alimentos alcalinos. Es así de sencillo.

¿Cómo podemos saber cuales alimentos contienen más ácido y cuales son más alcalinos? Se han llevado a cabo varias pruebas en muchas comidas para determinar su valor de pH. Muchos libros sobre este tema demuestran diferentes resultados. Nosotros hemos compilado todos estos resultados y los pusimos en un sistema de puntos que le mostramos en nuestro programa. En general, es importante saber que algunas comidas por naturaleza parecen que contienen más ácido, por ejemplo los tomates, limones y las limas, sin embargo estos son muy alcalinos al momento de metabolizarse en el cuerpo.

Otro ejemplo es pan blanco, que por su misma naturaleza no parece ser un alimento alto en ácido, pero una vez que ha sido digerido y metabolizado el producto final es en realidad muy ácido. Así que las respuestas no son tan sencillas como parecen. Además, es importante saber que existe una alternativa alcalina para cada alimento alto en ácidos. Por ejemplo pasta de quinoa es más alcalina ya que la pasta de harina o trigo es más ácida. La clave es saber cuales son las alternativas más saludables a todo lo que usted come. En lugar de decir no se permite comer pasta solo tiene que saber qué pasta comer.

Este es un concepto muy extraño del mundo occidental para los médicos y dietistas y nutricionistas, que también quieren centrarse en las calorías y los nutrientes provenientes de los alimentos. Sin duda el valor nutricional de los alimentos no debe ser ignorado, pero más importante es cómo este alimento en particular afectará el equilibrio ácido-alcalino en el cuerpo. Al final de todo, debe mantener el cuerpo en un estado un poco más alcalino con el fin de optimizar el medio ambiente para que las células funcionen correctamente. Con un ambiente más alcalino ligeramente su cuerpo será capaz de absorber y utilizar mejor los nutrientes que necesita de los alimentos que se consumen.

La guerra contra los alimentos desvitalizados

Nuestra paciente toma dos latas de Dr. Pepper y se come un paquete de pan para el desayuno cada día sin fallar. Ella es una potente ejecutiva, viaja mucho y se acercó a nosotros para ver si le podríamos ayudar con su aumento de peso, fatiga y falta de energía. Ella sentía que la falta de energía era debido a su ajetreada agenda y calendario de viajes. Aunque esto podría de hecho ser un colaborador de su cansancio y falta de energía, le sugerimos que su dieta podría estar jugando un papel importante también. Ella se apresuró y nos dijo que esto era imposible ya que había estado comiendo el desayuno durante años. Ella estába dispuesta a modificar su ajetreada agenda y calendario de viajes, pero dejó en claro que no iba a dejar a su Dr. Pepper. Dijo que este le daba un impulse que ella necesitaba en la mañana. Le dijimos que sería difícil ayudarle hasta que se diera cuenta de que lo que estaba poniendo en su boca estaba también afectando el modo de como se sentía. Le explicamos que el Dr. Pepper y el pan están nutricionalmente desvitalizados. Creo que la mayoría de la gente sabe eso; simplemente no quieren admitirlo.

Comida desvitalizada es comida que ha sido despojada de nutrientes, minerales y vitaminas durante el proceso. Aunque los alimentos desvitalizados son terrible para nuestro cuerpo, estamos consumiendo más de ellos cada día que de otra cosa. Alimentos desvitalizados incluyen:

- Comida rápida
- Azúcar
- Harina blanca
- Arroz blanco
- Pasta blanca
- Sal de mesa
- Alimentos procesados, que vienen en latas, cajas o bolsas

Tenemos que empezar a pensar en los alimentos que comemos como energía o combustible para el cuerpo. Cada vez que come o bebe necesita preguntarse a sí mismo: " ¿Me va a dar más vida, las sustancias nutritivas y la vitalidad que necesito o me va a quitar vida, nutrientes y vitalidad?"

La vida de los estadounidenses se ha visto más ajetreada en los últimos 30 años y esto ha producido un cambio importante en el consumo de alimentos. Hemos dejado de producir alimentos sanos en el hogar y en su lugar comemos en restaurantes de comida rápida. Comida rápida no solo incluye restaurantes donde podemos pedir comida desde nuestro vehículo, comida rápida también incluye comida congelada que se prepara en el microondas. ¿Sabías que cuando pones comida en el microondas la composición molecular de los alimentos cambia, despojándola de sus nutrientes? ¿Alguna vez ha puesto un trozo de pan en el horno de microondas? Cuando lo saque, déjelo reposar durante un par de minutos y se dará cuenta de que se pone tan duro como una roca. Técnicamente, ya no es pan.

La mayoria de comida rápida tiene poco o ningún tipo de nutrientes y son un lugar prominente con pastas, pan rallado, harina de maíz, papa procesada, huevos y productos lácteos, aceite vegetal hidrogenado, grasas saturadas, las encías y sustitutos de azúcar. Se les da sabor por la adición de las hierbas y las especias, la sal, el glutamato monosódico (MSG) y los azúcares. Productos de comida rápida también contienen colorantes artificiales, conservantes y saborizantes artificiales.

Demasiados hogares comen una dieta diaria de comidas preparadas para microondas con muy pocos alimentos frescos. Despues se recompensan a sí mismos con una salida al local de hamburguesas o pizza, o piensan que una comida saludable es un filete y patatas (papas fritas). Hay estudios que han demostrado que la comida rápida es extremadamente adictiva. Los altos niveles de sal y azúcar que se encuentran en la comida rápida hacen que el cerebro los busque. La comida rápida es una de las cosas más difíciles de abandonar en el principio; sin embargo, para mantener su salud digestiva y regular el peso, ¡¡USTED DEBE ELIMINAR LA COMIDA RÁPIDA POR COMPLETO DE SU DIETA!! No importa cuánto tiempo tome este proceso, esto debe ser su objetivo final.

La comida rápida es popular porque es rápida, conveniente y generalmente económica. Usted puede comprar comida rápida en cualquier lugar que vende comida y aperitivos: máquinas expendedoras, de restaurantes y tiendas de conveniencia 24 horas. Por menos de $5.00 puede obtener un plato de comida. La comida rápida es barata porque está hecha con ingredientes baratos. Cuando uno se pone a pensar, aunque la comida rápida es barata, le está costando mucha salud y vitalidad. Aquí están algunos consejos para ayudarle a evitar la comida rápida:

- Comer con propósito, no conveniencia. No espere hasta que usted tenga hambre para decidir lo que va a comer. Cada día tenga una idea de lo que va a comer al día siguiente. ¿Qué es lo que tienes planeado? Cuándo, dónde y qué es lo que vamos a comer? Prepare sus comidas y meriendas con anticipación y llévelos con usted.
- Si es absolutamente necesario conseguir algo rápido elija una alternativa saludable, por ejemplo Panadería Paradise en lugar de McDonald's o Burger King. Tomar una decisión consciente de esperar a comer hasta que se encuentre cerca de alimentos más sanos. Usted debe decidir que un poco de hambre es un pequeño precio a pagar para evitar una mala decisión que le quitará la fuerza en su vida.

¿Estrés? ¿Qué es el estrés? No tengo estrés

Una de nuestros pacientes que por lo general está estresada en todo lo relacionado con su vida, nos llamó enojada un día diciendo que ya no podía beber los 3 vasos de vino que ella estaba acostumbrada a beber a diario. Ella estaba a medio camino a través del programa y su bebida principal ya se había convertido en agua. Ella también estaba comiendo alimentos más sanos de forma regular. Ella se sentía grande y creía que ya le habían salido las toxinas de su cuerpo. Ella estaba enojada porque no podía tolerar el alcohol más. Su cuerpo rechazaba el alcohol que ella sentía que necesitaba para calmar el estrés. Ella había dado a su cuerpo el gusto de la buena alimentación, líquidos y alimentos sanos y ahora estaba teniendo un tiempo difícil con el alcohol. Le recomendamos reducir a un vaso de vino por día para simplemente calmar su necesidad de vino. A pesar de que al final del programa se encontraba bebiendo una copa de vino por día, admitió que aún es difícil para ella conseguir esto. Su cuerpo está tratando de decirle algo, pero ella insistía en darle algo que rechazaba. Pero le dije que el siguiente paso importante para ella es encontrar maneras más saludables para manejar su estrés para que no sienta la necesidad del vino.

Si nos fijamos en qué tipo de vida que nuestros abuelos vivieron creo que podemos admitir que nuestras vidas se han convertido mucho más fáciles en algunos niveles y aún mucho más complicadas en lo demás. Nunca ha sido tan fácil estar conectado con la familia y los amigos como ahora con teléfonos móviles, correo electrónico y medios de comunicación social. Los productos están disponibles para hacer la vida más fácil en el hogar y en el trabajo. No tenemos que viajar mucho para el trabajo ya que muchas cosas pueden hacerse por medio de internet. Hay tanta información disponible con el clic de un ratón que nunca pasamos mucho tiempo sin saber la respuesta a nuestras preguntas más recientes.

En la otra cara de la moneda, todas estas comodidades nos permiten hacer mucho más en un día que lo que nuestros abuelos eran capaces de hacer en una semana. No podemos vivir sin nuestros teléfonos celulares, computadoras y otros dispositivos electrónicos. La norma es que incluso los niños pequeños ya tienen teléfonos celulares y los últimos dispositivos de mano. Somo duros con nosotros mismos y con todo el mundo alrededor de nosotros porque establecemos expectativas que son a veces inalcanzable. Vivimos en un estado de estrés crónico.

No tenemos suficiente tiempo para nuestros hijos, o nuestra pareja, mucho menos para nosotros. Nos estamos llevando a la tumba. La incidencia de la depresión y la ansiedad nunca ha sido mayor. Más del 25% de nuestros pacientes toman algún tipo de antidepresivos o medicamentos contra la ansiedad. Aparte no hacemos ejercicio como se debe. No es de extrañarnos que los cirujanos plásticos y los cirujanos bariátricos estan más ocupados que nunca. Estamos cada vez más gordos y envejecemos más rápido que nunca. La vida es como un juego que va dando vueltas y a veces no sabemos como bajarnos de el.

Así que, ¿cómo hemos llegado hasta aquí? ¿Qué pasó con la vida sencilla? Parece que lo hemos complicado. Debido a las altas expectativas que nos hemos fijado, nos hemos hecho nosotros y nuestros hijos más ocupados que nunca. No es suficiente con estar involucrado en una sola cosa, tenemos que hacerlo todo. Nos esforzamos por mantenernos como otros y la vida se ha vuelto más materialista que nunca. Nunca satisfechos con lo que tenemos, siempre necesitamos la siguiente mejor cosa. Esto puede significar que estamos viviendo por encima de nuestros medios y nos hemos convertido en dependientes de las tarjetas de crédito. Estámos en deuda y es uno de los principales factores estresantes para las familias estos días.

El estrés y la ansiedad pueden ser buenas cosas que nos motiven a tomar acción. Es malsano cuando estamos preocupados y preocupadas por cosas que están fuera de nuestro control, cosas que no han ocurrido aún, o cuando nos paraliza hasta el punto en el que no tenemos el deseo de adoptar más medidas. El estrés y la ansiedad son problemas de la mente. Podemos tener una preocupación muy simple o inquietud que se mantiene torturando a nuestra mente hasta el punto de empujar todos los otros pensamientos.

Esta torre de la preocupación tiende a repetirse una y otra vez en nuestra mente ya que el estrés y la ansiedad tienden a recrear a sí mismos. Nuestras mentes se condicionan a la ansiedad y la preocupación hasta el punto de que se vuelve rápidamente al estrés y la ansiedad como un reflejo automático. Esto provoca un problema no solo para nuestra mente, sino a nuestros cuerpos.

Es increíble cómo la mente controla el cuerpo. Creamos una tormenta dentro de nuestra propia mente que en la mayoría de las situaciones es solo una ilusión. El estrés y la ansiedad provocan síntomas físicos y reales problemas médicos incluyendo dolores de cabeza, presión arterial alta, las úlceras, problemas de sueño, dolor en las articulaciones, sistema inmune bajo, irritabilidad, ira, problemas intestinales, dificultades de concentración, depresión, problemas de memoria, así como los problemas con el alcohol y el uso indebido de drogas. Es en ese momento cuando debemos mirar en el interior de la figura de lo que nos está causando a preocuparnos.

Así que, ¿qué más hace el estrés en el cuerpo? Quita energía. Cuando el cuerpo quema energía, crea ácido. El cuerpo contiene más ácido y, por lo tanto, es más tóxico. Creamos energía negativa. El ácido y las toxinas nos hacen susceptible a la enfermedad. Una vida llena de negatividad puede predisponernos a la enfermedad. Los pensamientos negativos, el estrés emocional, la tristeza, todo hace que el cuerpo tenga más ácido, toxinas, y tenga más grasa. El estrés puede conducir a la presión arterial alta, enfermedades del corazón y los accidentes cerebrovasculares. ¿Y qué está esperando? ¿Vamos a permitir que el estrés y la ansiedad tome el control de su vida y de su cuerpo?

Descansar fácil no es fácil para la mayoría

El sueño es una función fisiológica fundamental y la falta de respeto por el sueño es probable que le impida vivir con un pleno potencial mental además de que se presta para predisposición a las enfermedades. Es importante descansar hasta el nivel celular. La mayoría de nosotros despertamos con un reloj de alarma, nos apresuramos al trabajo, nos estresamos y nos preocupamos, trabajamos todo el día, nos apresuramos a llegar a casa, comer una comida, y sentarnos frente al televisor para ver todos los espectáculos que hemos registrado. Después nos vamos a la cama y repetimos el mismo proceso, día a día.

¿Por qué es importante obtener un buen descanso? Según las encuestas realizadas por la Fundación Nacional del Sueño, indican que al menos 40 millones de estadounidenses sufren de más de 70 distintos trastornos del sueño y el 60% de los adultos tiene problemas para dormir un par de noches a la semana o más. Dormir bien fortalece el sistema inmune y hace que usted esté menos propenso a diversas enfermedades. Se reduce el estrés, la tensión y la ansiedad. Descanso adecuado permite que el cuerpo se relaje y sin el descanso necesario su cuerpo no rejuvenece, porque sus células no tienen la oportunidad de recargar. Por otra parte, las células viejas no pueden eliminar las toxinas eficientemente y sabemos la importancia de la desintoxicación. Sencillamente, hay tres elementos de descanso adecuado:

- El tiempo en el cual usted descanza
- La cantidad de horas que descanza
- El descanso y el sueño debe ser profunda

El transcurso entre las horas de 10 p.m. a 6 a.m. deja que el cuerpo descanse en la forma más profunda, para que rejuvenezca lo más posible, y le da más energía a través del día. Las hormonas que curan al cuerpo se emiten solo durante 10 p.m. y 2 a.m., y se emiten solo cuando el cuerpo está en sueño profundo. Intente acostarse a las 10 p.m. por lo menos 3 a 4 veces por semana; estamos seguros que notará una diferencia. ¿Son tan importantes las noticias de la tarde? Siempre se puede grabarlas o chequear el tiempo o los marcadores deportivos en internet al día siguiente.

La importancia del movimiento

Una de nuestras pacientes dejó muy claro que ella quería tener nada que ver con colónicos para ayudarle con su colon congestionado. Pero le dije que si ella no iba a considerar colónicos para sacar sus toxinas debería al menos considerar sentarse en una sauna de infrarrojos para que sacar las toxinas por medio del sudor. Ella incluso se opuso a esto, porque no le gustaba sudar; era muy desagradable para ella. Despues se enteró de que sentarse en una sauna infrarrojo y sudar durante 30 o 40 minutos es el equivalente a correr 8 y 9 kilómetros. No podemos sacarla de la sauna. Ella ahora está haciendo este tratamiento por lo menos 2 veces a la semana y le fascina y por fin comienza a deshacerse del estreñimiento y las últimas libras que había estado tratando de perder.

En nuestro programa no hablamos tanto del ejercicio como lo hacemos de movimiento. Mover el cuerpo puede significar muchas cosas, como por ejemplo la respiración profunda, el estiramiento y el caminar (incluso en su lugar) y sentarse en una sauna infrarrojo a sudar.

- Movimiento, sin importar cuán simple, aumenta el oxígeno a las células
- Movimiento estimula a las células y el desarrollo de células
- Movimiento abre canales de energía
- Movimiento ayuda a liberar la tensión y el estrés
- Movimiento hasta el punto de sudar ayuda a mejorar el bombeo del sistema linfático, que a su vez elimina toxinas y ácidos de tejidos y fluidos y los libera a través de la piel

Sabemos el beneficio de ejercicios y movimientos así que, ¿por qué es tan difícil hacer estas cosas con regularidad? Ejercicios y movimientos al igual que todo lo demás cuesta tiempo y se necesita energía. Estas son dos cosas que la mayoría de nosotros no tenemos mucho en estos días. Estamos tan ocupados con todo lo que hacemos que no es una prioridad y por nuestras dietas nos encontramos con poca energía para hacer algo más de lo que tenemos que hacer en el día.

Los grupos de personas que realmente hacen ejercicio obtienen su membresia al gimnasio, usan las caminadoras, las elípticas, pesas, etc. pero se aburren fácilmente con la misma rutina y al no ver los resultados se salen por un tiempo antes de comenzar de nuevo. Somos una sociedad que quiere la gratificación instantánea y si no vemos los resultados dentro de unas semanas, nos desanimamos y lo dejamos. ¿Cuántas veces usted ha pagado por la membresía de un gimnasio solo para pasar por el gimnasio durante meses sin asistir?

Luego hay las personas que no han movido su cuerpo o hecho ejercicio en los últimos años, a veces décadas. Ha sido tan un tiempo tan largo que estas personas no saben siquiera dónde empezar. Realmente lo que no conocen son las opciones que están disponibles para ellos para comenzar lenta y metódicamente. No importa en qué grupo usted se ajuste hay ideas para ayudarle a que usted tenga un plan de movimiento ¿que va a seguir.

Ya que usted ha aprendido las raíces de sus problemas, especialmente los problemas digestivos, ahora vamos a hablar de cómo eliminarlos.

La solución #1 de problemas digestivos

La forma más rápida y sencilla de resolver la mayoría de problemas digestivos viene en forma de enzimas digestivas. Las enzimas digestivas son una colección de moléculas importantes que sin ellas tendríamos un tiempo difícil para absorber los alimentos. Las enzimas comienzan en la boca y siguen a través de todo el proceso digestivo. No hay solo una enzima que descompone todos los alimentos que comemos; hay varias enzimas que tienen funciones muy específicas. Si no tiene las enzimas apropiadas para digerir completamente los alimentos usted terminará con los alimentos sin digerir en el sistema causando todo tipo de estragos y provocando síntomas como gases, hinchazón, reflujo ácido, estreñimiento y diarrea.

Irónicamente, el desarrollo de enzimas se ve obstaculizado por la falta de una nutrición adecuada y la edad ya que nuestra producción de enzimas disminuye con el tiempo. Esto significa que si usted no está comiendo una dieta nutritiva usted está limitando la producción de enzimas y a medida que envejece la situación empeora. Esto es por lo general por qué podemos comer lo que queramos, como un niño, pero tan pronto como entramos en nuestro 20's o 30's comenzamos teniendo problemas. Una solución muy sencilla que ha resuelto problemas digestivos para cientos de nuestros pacientes es el consumir enzimas digestivas en píldora con las comidas.

En vez de estar en medicamentos recetados, muchos pacientes deciden probar las enzimas digestivas y se dan cuenta de que es mucho mejor para ellos tomarlas que tomar medicamentos recetados o no recetados. Con las enzimas digestivas no hay efectos secundarios o problemas con uso a largo plazo. Una enzima digestiva es, literalmente, un reemplazo de lo que el cuerpo debe crear por su propia cuenta.

Un plan para la vida de salud digestiva

Las enzimas digestivas son solo el primer paso hacia la vida de salud digestiva. A pesar de que son una respuesta muy simple existen muchos problemas digestivos y son muchas otras cosas que se deben enseñar sobre que puede afectar al proceso digestivo de su cuerpo. Una de las cosas que me impresionó más a travez de estar enseñando a la gente sobre bienestar digestivo es que, si bien es cierto que todos nuestros cuerpos técnicamente funcionan de la misma, no hay dos personas que reaccionan exactamente igual a nuestras enseñanzas.

Podemos tener dos personas con exactamente los mismos síntomas y que los han tenido por la misma cantidad de tiempo. Les presentamos nuestros conceptos a ellos, y una cosa trabaja para uno de ellos mientras que algo totalmente diferente trabaja o funciona para la otra. Nunca se sabe qué parte de lo que enseñamos va a cambiar su vida por eso es importante aprender y probar todo lo que hay para determinar que va a trabajar para usted.

También es importante saber que las cosas que enseñamos no son algo para incorporar en su vida por un corto período de tiempo y luego dejarlos una vez que usted obtenga los resultados que usted está buscando. Esta no es una estrategia rápida. Estamos enseñando los conceptos para toda la vida, las cosas para vivir, mientras se vive en esta tierra. Muchos de ustedes saben que no es fácil cambiar los hábitos, especialmente los malos, sobre todo aquellos que rodean lo que comemos y bebemos y la manera en que vivimos a diario. Estos son hábitos que se han arraigado en nosotros desde que éramos niños.

No solamente tenemos que darle el conocimiento que le ayudará a tomar decisiones más saludables para su vida, sino que también vamos a tener que proporcionar asistencia por el resto de su vida y orientación para ayudarle a cumplir sus metas y propósitos. Como dos personas que quieren vivir una vida saludable, sabemos lo difícil que es hacerlo día a día. Incluso fallamos, especialmente cuando nos encontramos con momentos de estrés. El apoyo y la orientación son casi más importante que el conocimiento en sí mismo. Dicho esto, vamos a entrar en detalle sobre ambos, comenzando con el conocimiento que se necesita.

El conocimiento

Tina y yo hemos pasado los últimos años enfocadas principalmente en el conocimiento, dando a los demás lo que nos llevó años para aprender e incorporar en nuestra propia vida. Quiero ser muy clara que lo que enseñamos son pasos muy sencillos que se pueden aprender por cuenta propia; sin embargo, ¿no sería bueno ahorrar tres años de su vida y un sinnúmero de horas de ensayo y error, y solo ir al punto?

Después de pensar mucho y mucho esfuerzo hemos decidido poner nuestro conocimiento en un programa de estudio en casa en línea que se da en llamar el "DNA de salud digestiva." Lo llamamos el DNA porque el DNA del cuerpo representa la estructura básica del cuerpo y pensamos que nuestras enseñanzas son la estructura básica para tener una verdadera salud digestiva. El DNA también describe nuestra enseñanza y temas muy bien:

> **D = La Desintoxicación y Restauración del sistema digestivo**
> **N = Nutricion y hidratación necesaria**
> **A = Activar cuerpo, mente, alma y Plan de Acción**

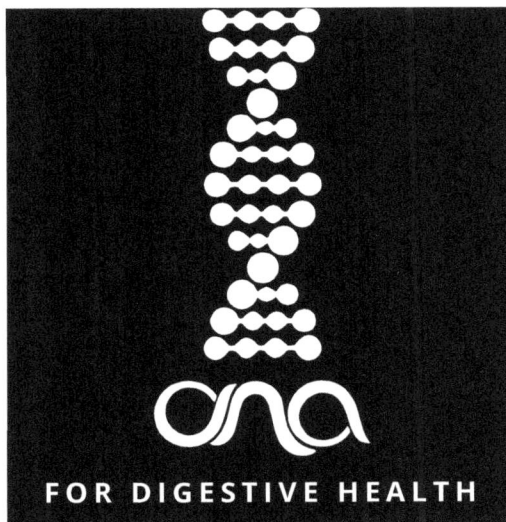

FOR DIGESTIVE HEALTH

Permítanme exponerme sobre cada uno de estos temas un poco para dar algunas ideas de lo que se puede aprender en línea a través de este programa de estudio en casa.

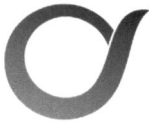

La desintoxicación es el primer tema que enseñamos porque no puede tener digestión saludable con un cuerpo tóxico. Usted tiene que limpiar la casa antes de que usted comience con muebles nuevos. Discutimos lo que es la desintoxicación, por qué es tan importante y las siete mejores formas para desintoxicar el cuerpo. También ofrecemos varios recursos y productos para que pueda trabajar a través de los pasos para desintoxicar.

Hay muchas historias que contar acerca de cómo la desintoxicación por sí sola ha curado problemas digestivos, pero hay dos historias que se destacan. Hemos tenido un paciente con síndrome de intestino irritable (SII), que había probado todo. Le hicimos todas las pruebas pero no encontrabamos nada médicamente mal. El SII puede ser difícil de tratar porque es difícil encontrar la causa y la raíz. Hemos alentado a este paciente a tratar un simple kit de desintoxicación de diez días. Estos kits (si es que se encuentra el correcto), son simplemente píldoras y polvos que puede tomar mientras vive su vida normal. Yo digo "si usted encuentra el correcto" porque, créanme hay muchos kits de desintoxicacion disponibles hoy en día que son muy fuertes para el cuerpo.

Esta paciente estaba dudosa de hacer el kit de desintoxicacion porque ya estaba teniendo problemas de estreñimiento y no queria agravar los síntomas que ya presentaba. Le pedimos que por lo menos tratara y si después de un día o dos se sentía peor, lo dejara por completo. Cuando hizo el kit, estaba asombrada de cómo reguló su intestino y las veces que iba al baño al igual que su hinchazón y dolor de estomago desaparecieron. Esta paciente me preguntó que tan seguido ella podría hacer uno de estos kits y le dijimos que no más de una vez cada tres meses. Como puede imaginarse, ella venia a nuestra ofinica cada tres meses por su kit.

La segunda historia es acerca de una paciente que se había sentido dolor en la parte superior del abdomen por los últimos cinco años. Ella fue sometida a una exhaustiva comprobación y evaluación y no se encontró causa alguna. Una de las estrategias que Tina le había sugerido incluía varias sesiones de hidroterapia de colon. Ella estaba demasiado nerviosa de tratar esto así que decidimos tratar todo lo demás en ella - la desintoxicación completa, cambio en la dieta, consumo de agua, movimiento, etc. Aunque se sentía mejor en otras formas el dolor en su abdomen aún no desaparecía. Le dijimos que por lo menos intentara la hidroterapia de colon y si ella no le gustaba la primera vez que nunca tenía que volver. Después de que ella tuvo su primera sesión, se anotó por siete más. Después de su quinta sesión llamó a Tina y se echó a llorar, diciendo que ella deshizo barro de su colon todo el período en su primera sesión y que por primera vez en cinco años no tenía dolor en el abdomen. Estas son las historias que nos motivan a curar al mundo de problemas digestivos.

El segundo tema en D se centra en la Restauración del Sistema Digestivo. La mayoría de lo que se lee en este libro es lo que enseñamos en este tema; cómo funciona el sistema digestivo y lo que necesita para funcionar correctamente. Que son las enzimas digestivas y por qué son tan importantes. También enseñamos mucho acerca de los probióticos, qué son y por qué son tan importantes para incluir en su sistema digestivo. Tenemos cientos de pacientes tomando las enzimas digestivas y probióticos diariamente y ya no tienen que venir a verme más con problemas digestivos. Prefiero ver a mis pacientes tomando estos suplementos que medicamentos con receta y medicamentos no recetados por el resto de sus vidas.

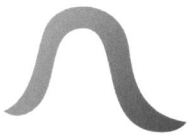

Este tipo de enseñanza es, probablemente, el más importante de todos. Sin alimento e hidratación necesaria nuestros cuerpos no pueden funcionar correctamente. Por lo tanto, aunque la "D" es el primer paso para salud digestiva, la "N" es el paso más importante. Hay mucho que enseñar sobre nutrición y es difícil saber por dónde empezar. Nos encontramos en las cuestiones relacionadas con la industria alimentaria, que es una gran parte de lo que hemos discutido en este libro pero, entonces debemos entrar en más detalle sobre cómo leer las etiquetas de los alimentos adecuadamente para que podamos aprender a evitar productos químicos, conservantes y azúcar, lo mas posible.

Tenemos que enseñar acerca de los organismos genéticamente modificados (OGM's) en nuestros alimentos y por qué son tan importantes de evitar. Discutimos por qué comer verde es tan importante y cómo hacerlo fácilmente en cada comida, si así lo desea. Tenemos una sección dedicada al por qué la comida rápida, la carne y los lácteos están causando estragos en el sistema digestivo y lo que son las alternativas más saludables para cada cosa que consume a diario. Tenemos los videos para aprender a comprar de todo tipo de comida, desde productos enlatados de verduras y pan, además de vídeos sobre la forma de preparar los alimentos en forma saludable.

Hemos tenido muchas personas y familias de todo el mundo que vienen a través de nuestra puerta a aprender mejores formas de comer. Al incorporar nuestras enseñanzas lentamente y con pasos pequeños ven resultados asombrosos muy rápidamente. Comienzan a sentir más energía, menos problemas digestivos, y duermen mejor. Estas son solo algunas de las muchas respuestas que hemos recibido de personas que han cambiado sus hábitos alimenticios.

El segundo tema, en el seno de la "N" es la hidratación necesaria. Este definitivamente no deben pasarse por alto porque de los temas de la "N" este es el que hace el mayor efecto en las personas. Tenemos que enseñar por qué el agua es tan importante para el cuerpo y la cantidad de agua que debe beber por día. También ayudamos a la gente a comprender por qué no todas las aguas son iguales y qué tipo de agua debe ser bebida. También comentamos y ofrecemos productos que deben añadirse al agua para nutrir al cuerpo diariamente.

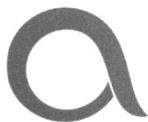

Una vez más, los pacientes dicen que de todo lo que enseñamos, este tema hace el mayor impacto en cómo se sienten. Cientos de pacientes han reportado no tener mas problemas digestivos, tener más energía y menos cansancio, más evacuaciones intestinales regulares, no más problemas de la piel, etc., solo por beber la cantidad adecuada del tipo correcto de agua.

En este tipo de enseñanza se imparte la salud digestiva al siguiente nivel. Al incorporar mente, cuerpo y alma a la ecuación permite a las personas tomar las enseñanzas en un círculo completo, incorporando todos los aspectos de su vida.

Nos referimos a algunos de estos temas en este libro, como el estrés, el descanso y el movimiento. En vista de estrés analizamos la forma de tratar con el estrés, por qué admitiremos que en nuestra sociedad, sería difícil de enseñar a la gente a eliminar el estrés por completo. Si hay algo que hemos aprendido acerca de la gente es que todo el mundo está estresado acerca de algo. Incluso si no hay razón de porque estar estresados, la mente crea algo para estarlo. Por alguna razón a nuestro cuerpo le gusta estar en un estado de tensión todo el tiempo. Por esta razón, nosotros le enseñamos a manejar el estrés no necesariamente cómo eliminarlo.

Con respecto al resto, entramos en detalles sobre por qué es tan importante obtener un buen descanso y cuáles son los mejores métodos para conseguir una buena noche de sueño. También entramos en detalle sobre el sistema linfático, la mayoría de las personas no saben que tienen un sistema linfático y los que saben, no tienen ninguna idea de lo que hace. Por lo tanto, es importante enseñar acerca de por qué es importante saber sobre el sistema linfático y la manera de mover el cuerpo para que se mantenga limpio y haciendo su trabajo. También enseñamos sobre respiración profunda y los aspectos positivos que tiene en la salud digestiva. ¿Cuándo fue la última vez que tomó una respiración profunda? Tome un momento ahorita, respire profundo, y ve lo bien que se siente.

Hemos tenido decenas de pacientes que han cambiado sus problemas digestivos, han dejado los medicamentos para dormir e incluso han perdido peso siguiendo las enseñanzas de este tema. Todo lo que enseñamos es tan simple y puede, literalmente, transformar su vida y su salud digestiva. El único problema es encontrar una o dos cosas que hacen la mayor diferencia para usted.

El paso final en el **"DNA de salud digestiva"** es el Plan de Acción. Aprenderá a aprovechar todo lo que ha aprendido y ponerlo en un periodo de tres meses, seis meses y nueve meses. Este paso del proceso es muy importante porque sin escribir en el libro de Plan de Acción es muy difícil de incorporar el plan en su vida. Usted tiene que escribir para que esto suceda. Decenas de pacientes han admitido que sin el plan de acción el conocimiento no tiene sentido.

La otra cosa que hay que saber acerca de este paso es que es muy importante que se tomen pasos pequeños y hacer cosas muy metódicamente. Les enseñamos a hacer esto de manera efectiva para un cambio duradero. No se trata de una carrera, lleva años para llegar a donde está y no hay problema si se tarda meses o años para llegar a donde quiere ir. Lo que importa es que está allí, nunca es demasiado tarde para girar el cuerpo.

Además caminaremos con usted paso a paso para crear el plan para usted, también le enseñaremos lo que hay que esperar una vez que usted comience a girar alrededor del cuerpo, consejos para comer sano mientras se viaja, y sugerencias para compartir sus conocimientos con los demás. La verdad es que se va a ver y sentir mejor que nunca y la gente va a comenzar a preguntar que usted está haciendo de diferente. Usted va a tener que estar preparado para compartir el conocimiento.

El apoyo y la orientación

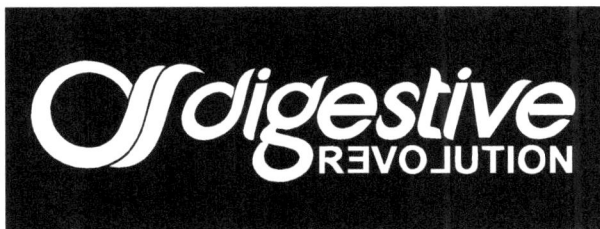

Además de "DNA de salud digestiva" también hemos creado un sitio web denominado www.digestiverevolution.com. Este es un recurso para ayudar a apoyar y orientar a través del programa todos los días. Esta es una comunidad en línea de personas que piensan como usted y que están trabajando a través de la misma transformación de la vida y estamos allí para apoyarnos mutuamente. Además, este es el lugar donde Tina y yo pasamos la mayor parte de nuestro tiempo, ayudando a los que seriamente quieren cambiar su salud digestiva.

Nos damos cuenta de que sin el apoyo y la orientación es fácil fallar. Pero es muy difícil de cumplir con algo nuevo cuando no tenemos a alguien a quien rendirle cuentas y con quien compartir nuestros éxitos o a las luchas. Todos necesitamos constantes recordatorios de por qué estamos haciendo el programa "DNA de salud digestiva" es tan importante para nuestra vida de salud digestiva.

El sitio ofrece los siguientes recursos:

- Acceso exclusivo a una página de Facebook llamada Revolución Digestiva donde obtiene el apoyo y la orientación de la Dra. Cruz, Tina y colegas
- La capacidad de enviar y buscar recetas, películas, restaurantes y servicios
- Acceso a llamadas de motivación mensuales donde se destaca una historia de éxito cada mes
- Avisos, consejos generales y consejos de viaje
- Una sección avanzada de preguntas frecuentes
- Excusas comunes y cómo superarlas
- Especiales / ofertas exclusivas de productos o servicios que no se ofrecen a nadie

Se supone que es una comunidad de amor y apoyo que nos ayude a todos trabajar para alcanzar nuestros objetivos y llegar a la verdadera salud digestiva.

Por qué el invertir en su salud es tan importante

Tenemos la tendencia a invertir en todo lo demás excepto nuestra salud. Lamentablemente, no pensamos en nuestra salud hasta que ya estamos enfermos, y para entonces tendrá usted que pagar cualquier cantidad de dinero. La realidad es que se gasta el dinero de una forma o de otra, ya sea en cuentas del doctor, medicamentos, cirugías y co-pagos o el cuidado preventivo, alimentos sanos y agua. Hay dos preguntas que tendrá que hacerse:

1. **¿Cuál es el costo de no sentirse bien diariamente?**

- Aparte del dinero de cuentas del doctor, los deducibles, medicamentos, etc., perdimos tiempo de pasar con la familia y los amigos, o faltar a su trabajo y posiblemente no recibir pago. Es muy difícil cuando su vida gira en torno a las citas al médico y los medicamentos que usted necesita tomar.
- No hay nada divertido de estar enfermo o tener malestares y dolores todo el tiempo. Muchos de mis pacientes no pueden ni siquiera recordar lo que se siente ser libre del dolor. Lo triste es que, vivir una vida de dolor todo el tiempo cuando hay soluciones reales que pueden hacer que la persona se sienta mejor.
- ¿No está cansado de tratar cada médico, cada droga y que las cosas parecen empeorar? ¿En qué momento va decir a sí mismo que esta estrategia no funciona y que es el momento de probar algo diferente?

2. **¿Qué sería de la vida sin sus problemas digestivos?**

- Cierre los ojos e imagine su vida sin sus síntomas o problemas digestivos. ¿Cómo se siente? ¿Qué es lo que puede hacer que usted no podría hacer ayer? ¿Cómo es su vida? ¿Cómo pasa su tiempo de una manera diferente?
- Realmente es el momento de tomar las cosas en sus propias manos y recuperar su salud.
- Sabiendo cuánto dinero se ha gastado en todo lo demás, ¿cómo podría no hacer la inversión para su futuro bienestar?

Pero Dra. Cruz... ¿y si?

Yo no le puedo decir las excusas que escucho de los pacientes que necesitan una transformación importante en su salud digestiva pero tratan de tener cualquier motivo para no seguir adelante. A continuación se presentan las cuatro mejores excusas que escuchamos todo el tiempo y cómo yo respondo cada vez.

1. **No tengo tiempo ahora mismo para hacer esto.**

   Esa es la razón por la que este programa es un estudio en el hogar de modo que se puede hacer siempre que sea conveniente para usted desde la comodidad de su propio hogar. Incluso si usted desea comenzar a 2 o 3 meses, a partir de ahora es posible, todos los materiales estarán alli, cuando esté listo.

2. **Yo no tengo el dinero ahora mismo.**

   Piense en todo el dinero que ha gastado y seguirá gastando por ir a los médicos, los deducibles, medicinas, etc. Si realmente quiere obtener el beneficio no puede darse el lujo de no hacerlo. Además, tendemos a encontrar el dinero para cosas que son para nosotros una prioridad. Por ejemplo, no tener el dinero para comprar una sesión de colónico pero encontrar una manera de comprar la nueva televisión que ha buscado. Si su excusa, al final, es que no tiene el dinero, ¿ha puesto sus prioridades en orden?

3. **Mi esposa/o no será favorable ni me dará apoyo.**

   Para comenzar, su cónyuge puede ser parte de la razón por la que se encuentra en esta situación. Si usted sabe que necesita una gran transformación y él o ella no esta de acuerdo, por favor, no deje que ellos lo detenga. Tenemos un montón de recursos y herramientas para ayudarle y apoyarle a lo largo del camino si ellos no le están aplaudiendo. Y permítame preguntarle algo, si el coche se descompusiera ahora mismo y tuviera que invertir $995 para que se lo arreglen, su cónyuges le apoyaria? Por supuesto que si...sin embargo, cuando se trata de nuestro propio cuerpo nos negamos a invertir en su bienestar, ¿por qué es eso?

4. **No me confio en mí mismo de hacer el trabajo.**

   Si usted no tiene confianza que se sentara al frente de una computadora por lo menos una vez a la semana para aprender algo nuevo o estar en una llamada de teléfono conmigo una vez al mes y seguir mis instrucciones, al mostrarle exactamente cómo transformar su salud digestiva, probablemente es mejor que no haga este programa. Pero si usted está listo para tener un avance en este espacio y esto le interesa, le damos la bienvenida.

Mi recomendación para usted

Día a día veo pacientes en consulta por sus problemas de salud digestiva. Y por lo general, ordeno analisis de sangre, estudios de diagnóstico por imágenes o procedimientos endoscópicos. Si usted está teniendo problemas digestivos y nunca ha trabajado con un gastroenterólogo le aconsejo que ahora el momento de hacerlo, sobre todo para asegurarse de que usted no tenga algo serio de que preocuparse.

Si todas las pruebas son normales y usted sigue con los síntomas que no pueden ser explicados, mi recomendación es mucho más simple y que costará mucho menos tiempo y dinero y que puede incluso ahorrarle varias visitas a ver a su médico(s). Eso es verdad, le estoy diciendo que preferiría verle a usted saludable que verle en mi oficina. Todos deben saber que el mundo de la medicina está cambiando. Yo estoy aquí para decirle que el hecho de obtener una cita para que vea un médico va a ser más difícil no más fácil. Y nos va a costar más a medida que avanzamos los próximos años.

Mi recomendación es que usted mismo se mantenga sano y así no tiene que ser víctima de nuestro sistema médico. Asumir la responsabilidad de su salud y la salud de su familia, nadie va a cuidar de usted más que usted. Quiero darle todas las herramientas que puede necesitar para hacer esto sin médicos y sin drogas. Piense en las consecuencias. Espero que este libro ha proporcionado conocimientos suficientes como para hacer que usted anhele para más, ya sea que lo haga sólo o lo haga conmigo. Si usted está listo y quiere mi mano para ayudarle en el camino siga estos próximos tres sencillos pasos para tomar su aprendizaje actual al siguiente nivel:

1. Visite el sitio web para **www.drlizcruz.com** y suscríbase a nuestro bi-boletín seminal gratuito, recibirá un correo electrónico cada dos semanas con consejos de salud digestiva y también recibirá la lista de las 10 películas que cambiará su salud digestiva. Empieze a ver algunas de estas películas y ojalá que pueda empezar a cambiar su manera de ver el mundo.

2. Mientras se encuentra en **www.drlizcruz.com** inscribase en línea para tomar nuestra prueba de salud digestiva. Se trata de un cuestiónario de 25 preguntas para evaluar dónde se encuentra en su camino de salud digestiva

y en función de los resultados ayudarle y guiarle en el mejor lugar para empezar a hacer cambios para bien.

3. Pasar un poco más de tiempo en **www.drlizcruz.com** lea sobre el DNA de salud digestiva los paquetes y la comunidad en linea llamada Revolución Digestiva. Nos encantaría enseñarle lo que sabemos y tenerlo/a como parte de nuestra familia de Revolución Digestiva. Porque quiero ayudarle a que usted consiga la major salud lo más rápido posible, a continuación están mis recomendaciones de alto nivel para cada paso en el DNA. Hay mucho que enseñar detrás de cada una de estas recomendaciones, pero al menos le permite ponerse en marcha y comenzar:

- **La desintoxicación** – considere nuestro suplemento Detox Delicado para ayudarle a liberar el cuerpo de toxinas.

- **Restauración del Aparato Digestivo** - considere tomar nuestros Probióticos y Enzimas Digestivas ya que son agradables para restaurar el cuerpo de los procesos digestivos en condiciones normales de funcionamiento.

- **Nutrición**- considere la posibilidad de comer más verduras a diario, lechuga de oja roja o verde en ensaladas, bok choy o una cocción de acelga verde un par de veces por semana, o comer aguacate en pan tostado por la mañana, en lugar de mantequilla. O si no puede estar comiendo vegetales verdes considere nuestro suplemento Gastro Verdes para obtener su dosis de verdes cada día.

- **Hidratación necesaria-beber más agua y menos de todo lo demás, lo ideal es trabajar hasta tomar la mitad de tu peso corporal en onzas por día.**

- **Activación de la mente, el cuerpo y el alma** – Piense en caminar donde está unos minutos cada día y trate de dormirse no más tarde de las 10 pm por lo menos tres veces por semana.

- **Plan de Acción**- Tome el tiempo para escribir sus objetivos y planes, esto le ayudará a cumplir con ellos lo más posible. Y cuando se tambalee (y usted fallará) no se siente mal, solo tiene que girar, y volver a la pista de nuevo.

En el caso de que se esté preguntando, Tina y yo damos platicas regularmente así que si tiene un evento o un grupo de personas que piensa que podrían beneficiarse de este mensaje, por favor háganos saber por medio de la pagina siguiente **www.drlizcruz.com/learning/speaking**.

También, si usted o cualquier grupo al que pertenece le gustaría tener un "día con la Dra. Cruz" estoy disponible para sesiones privadas. Para obtener más información, vaya a **www.drlizcruz.com/learning/daywithdrcruz.**

¡Esto es por el futuro de la vida de salud digestiva para todos!

Liz Cruz M.D.

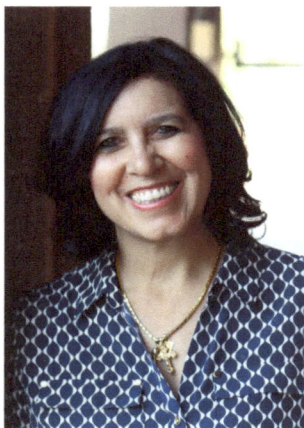

La Dra. Cruz se graduó de la universidad en 1988 con una maestria en la tecnología médica. Antes a la Escuela de Medicina, fue profesora de inglés durante un año en Bangkok, Tailandia. En 1989, la Dra. Cruz comenzó su carrera en la medicina, asistiendo a la Escuela de Medicina de la Universidad Loma Linda en California. Mientras estaba en la escuela de medicina, la Dra. Cruz fue parte de un equipo construido de estudiantes y médicos personales, que proveeian labor y socorro a los nativos a lo largo del Río Amazonas. Se graduó de la escuela de medicina en 1993 y, a continuación, pasó a hacer su internado de Medicina Interna bajo los auspicios de la Marina de EE.UU. en el Hospital Naval, en Oakland, California.

Al cierre del Hospital Naval en Oakland, la Dra. Cruz se mudó y completó su residencia de medicina interna en la Universidad de California, en San Francisco. En 1996, fue implementada en Guam para cumplir con su compromiso para la Marina de los Estados Unidos. Mientras estaba en Guam, sirvió como personal médico internista en el Hospital Naval de los Estados Unidos. Durante sus años de servicio activo en la Marina, recibió la meritoria Medalla de Encomio Unidad, así como la Medalla de Servicios Humanitarios y la Medalla de Defensa Nacional por su servicio durante la Operación Tormenta del Desierto. Durante sus dos últimos años en Guam, fue la Jefa de la División de Medicina Interna del Hospital Naval de los Estados Unidos.

En el 2000, regresó a la Universidad de California, en San Francisco, donde completó su formación en gastroenterología (GI). En 2004, la Dra. Cruz se trasladó a Arizona para unirse a la Clínica Médica en Peoria Arizona. Ella sirvió a tiempo completo como gastroenteróloga, en tanto configuración ambulatoria y hospitalaria de la gama completa de gastroenterología general incluyendo los procedimientos endoscópicos, así como hepatología. En enero del 2007, abrió las puertas de su propia práctica, Digestive Healthcare Associates, LLC en Phoenix, Arizona.

En el 2010, la Dra. Cruz, junto con su compañera de vida, Tina Nunziato comenzó a ofrecer el programa de bienestar Dr. Liz Cruz para informar a los pacientes sobre las cosas que estaban causando sus problemas digestivos. Después de ayudar a cientos de pacientes y, en algunos casos, eliminar sus problemas digestivos por medio de desintoxicarse, restauración digestiva, la nutrición y la hidratación, la Dra. Cruz decidió lanzar sus productos y servicios en línea. Su **"DNA de salud digestiva"** un programa de 3 pasos y su pagina de internet, están cambiando la salud digestiva de la comunidad **www. DigestiveRevolution.com.** Más información sobre sus productos y servicios se puede encontrar en **www.drlizcruz.com** y a través del programa **"Digiera Esto"** que puede escuchar como podcast en **www.digestthispodcast.com.**

La Dra. Cruz nació en Los Angeles, California, y se crió en Orlando, Florida. Ella habla español con fluidez y disfruta de su familia, viajar, música de jazz, y la fotografía.

La Dra. Cruz es una graduada de la Junta Americana de Medicina Interna y la Junta Americana de Gastroenterología. Ella es miembro del Colegio Americano de Gastroenterología y la Sociedad Americana de Endoscopia Gastrointestinal.

Tina Nunziato, C.H.N.C.

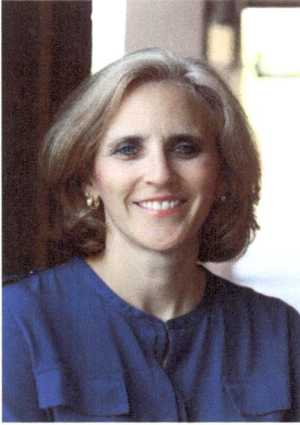

Tina Nunziato se graduó en la Universidad Estatal de Arizona en el Programa de Honores del Colegio de Negocios en 1996 con una Licenciatura en Ciencias de la mercadotecnia. Mientras asistía a la universidad ella fue muy activa en la Escuela de Negocios y la residencia. Fue Coordinadora de Mercadeo en el Programa de Honores del Colegio de Negocios. La Sra. Nunziato trabajó durante cuatro años, creando programas de Honores para los estudiantes que aún existen en la actualidad. Como la Presidenta de la Asociación, la Sra. Nunziato trabajó con otras organizaciones estudiantiles para mejorar la vida de todos los campos universitarios.

Después de su graduación la Sra. Nunziato tuvo su primer trabajo fuera de la universidad como Analista de Mercado de un proveedor local de telecomunicaciones, ahora conocido como Lucent Technologies. Pronto pasó a investigación de mercado y en la creación de empresas como una especialista en mercadeo donde trabajó en diversos nuevos productos. Además, la Sra. Nunziato también fue responsable de la gestión de los proyectos producidos por los estudiantes en Thunderbird Graduate School of Management.

A finales de 1999, durante el boom del internet, la Sra. Nunziato se mudó a San Francisco para iniciar un sistema basado en web con un compañero de la universidad que conoció en la escuela de negocios. Se centró en la recreación de parques. La compañía pasó por muchas pruebas de estrategia antes de que encontrar su perfección en el mercado. En su papel como Directora Gerente General la Sra. Nunziato experimentó todas las facetas del negocio comenzando con el capital y el diseño de los productos a la venta, capacitación y asistencia técnica a clientes.

En mayo de 2003, tras vender su compañía a una de las empresas de la competencia, la Sra. Nunziato regresó a sus raíces en Arizona. Después de reconstruir su red y consultar diversas empresas determino el siguiente paso, aceptó una posición con Carefx Corporation, una empresa de sistemas de salud en Scottsdale. Como la Directora de Mercadeo, la Sra. Nunziato fue responsable de todas las iniciativas de mercadeo incluyendo mensajería corporativa y de producto, desarrollo de herramientas de ventas, planificación estratégica, gestión y todo el material de impresión y ferias iniciativas de la red. La Sra. Nunziato renunció a Carefx en 2006 para perseguir Consult TNT con su padre.

En 2007 la Sra. Nunziato decidió probar su mano en la medicina cuando comenzó Digestive Healthcare Associates, LLC con su compañera de vida y su socia la Dra. Elizabeth. Además de contar con una practica de gastroenterologia buena la Sra. Nunziato y la Dra. Cruz tomaron la medicina un paso más allá, ofreciendo un programa de bienestar familiar a través de su oficina. En conjunción con y para apoyar esta actividad la Sra. Nunziato volvio a la escuela para recibir su certificado en Nutrición Holística en 2010. Desde entonces, ambos negocios han sido los que continúan creciendo para sanar a los pacientes año tras año, desde trastornos digestivos, lentitud y el aumento de peso.

Es la pasión de ambas la Sra. Nunziato y la Dra. Cruz dar el mensaje de bienestar digestivo a mas personas como sea posible y lo mas rápido posible, para ayudar a sanar nuestra nación.

Recursos

Cientos de libros se han leído entre Tina y yo en todo nuestro proceso educativo. Algunas de las enseñanzas de este libro provienen de los siguientes recursos:

- 7 Días Detox Milagro - por Peter Bennett, N. D. y Stephen Barrie, N. D.
- Fácil limpieza Celular - por Scott Ohlgren
- Colon Salud - por el Dr. Norman Walker
- Sugar Blues - por William Dufty
- El Equilibrio Ácido Dieta alcalina, Felicia Drury Kliment
- El ácido - Dieta alcalina para una salud óptima - por Christopher Vasey, N. D.
- El ácido de Alimentos alcalinos - por el Dr. Susan Brown y Larry Trivieri, Jr.
- El pH Miracle balancear la dieta, recuperar su salud - por Robert O. Young, PhD, y Shelley Redford Young
- El pH milagro para la pérdida de peso - por Robert O. Young, PhD, y Shelley Redford Young
- Tejido intestinal a través de depuración - por Bernard Jensen, D. C. , PhD, nutricionista
- tóxicos - por Don Colbert, M. D.
- ¿Por qué nuestros asuntos de salud - por Andrew Weil, M. D.

www.ingramcontent.com/pod-product-compliance
Lightning Source LLC
Chambersburg PA
CBHW041217270326
41931CB00001B/14